UNSERE GEHEIMEN ÄNGSTE

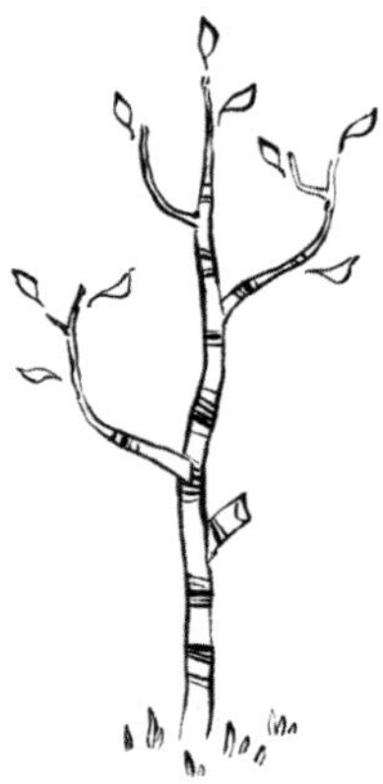

FRAN KRAUSE

riva

EINLEITUNG

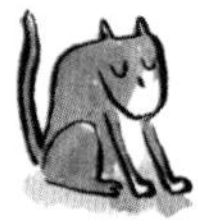

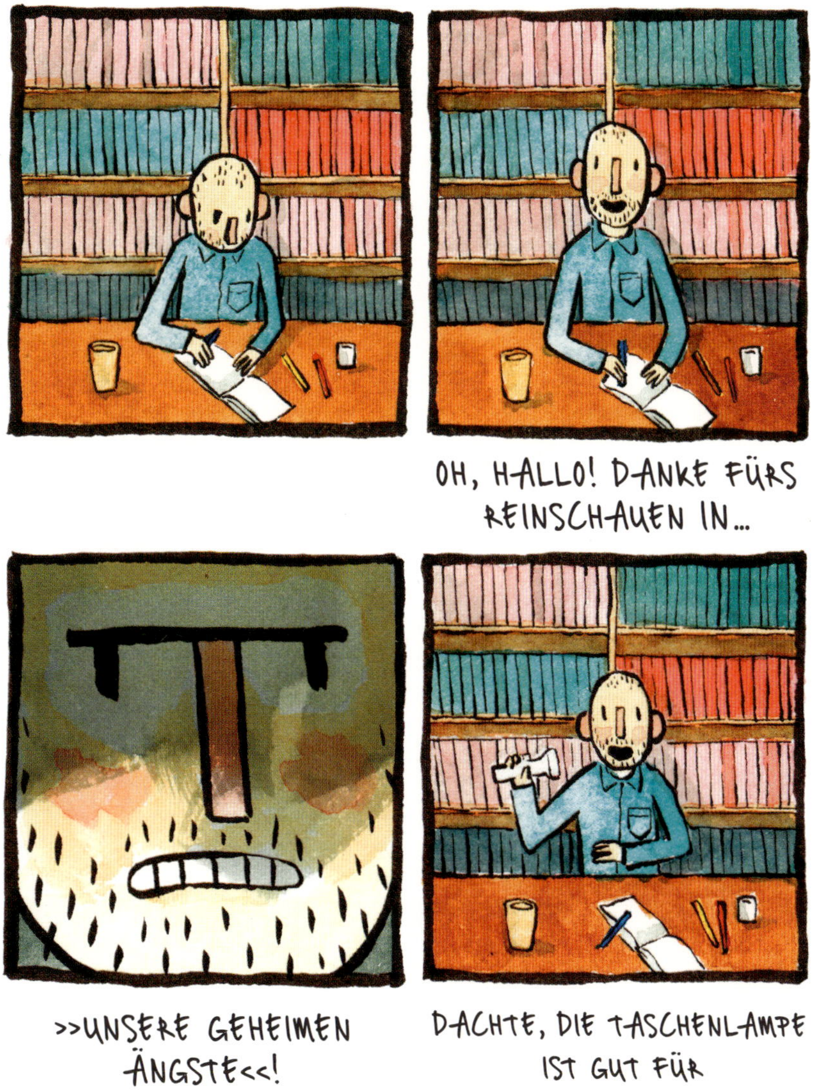
OH, HALLO! DANKE FÜRS REINSCHAUEN IN…
>>UNSERE GEHEIMEN ÄNGSTE<<!
DACHTE, DIE TASCHENLAMPE IST GUT FÜR

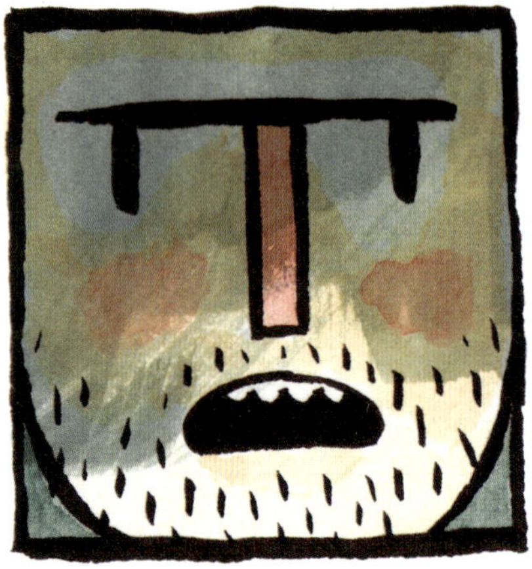

EINEN GRUSELEFFEKT!

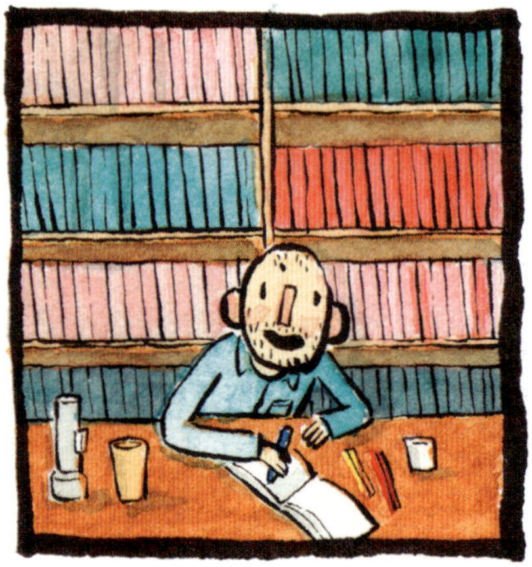

FÜR DIESES BUCH HABE ICH ERST MEINE EIGENEN ÄNGSTE GEZEICHNET –

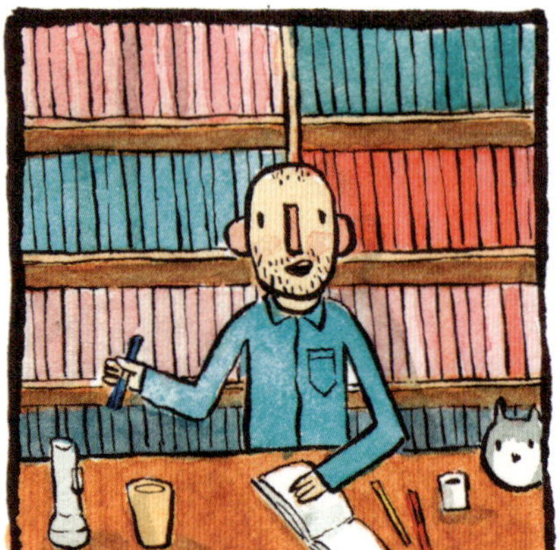

IRRATIONALE DINGE, WIE MIR AUS VERSEHEN DIE AUGEN AUSZUSTECHEN.

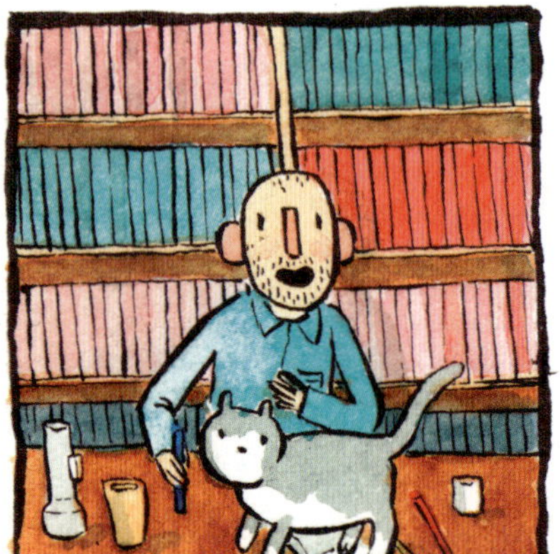

DANN SCHICKTEN MIR ANDERE GESCHICHTEN ÜBER IHRE PHOBIEN.

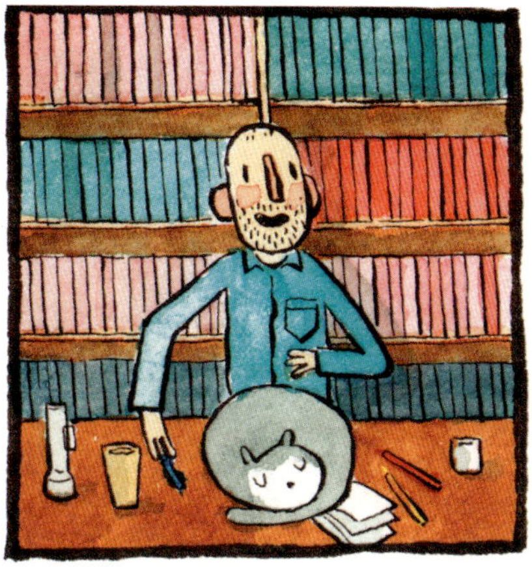

MEINE LESER WAREN
SEHR GROSSZÜGIG MIT
IHREN BERICHTEN

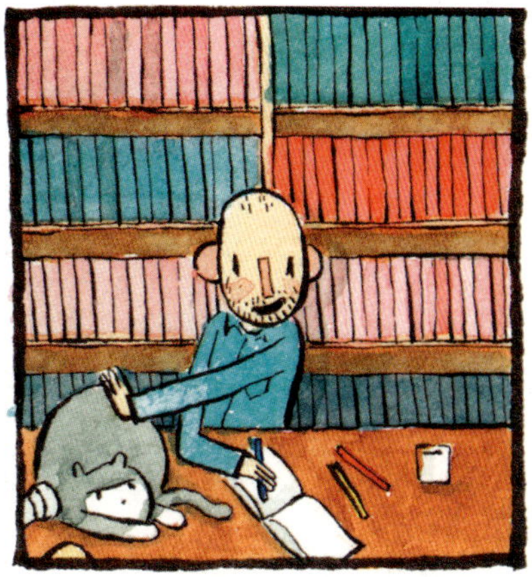

UND ICH HABE
ALLE SEHR GERNE
GEZEICHNET!

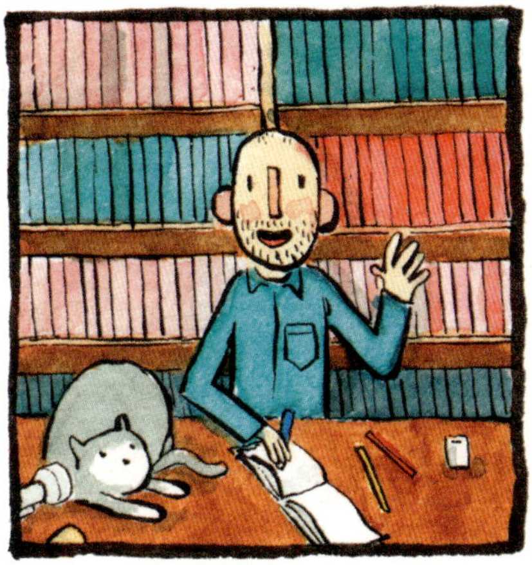

ICH HOFFE, AUCH DU
HAST SPASS AN...

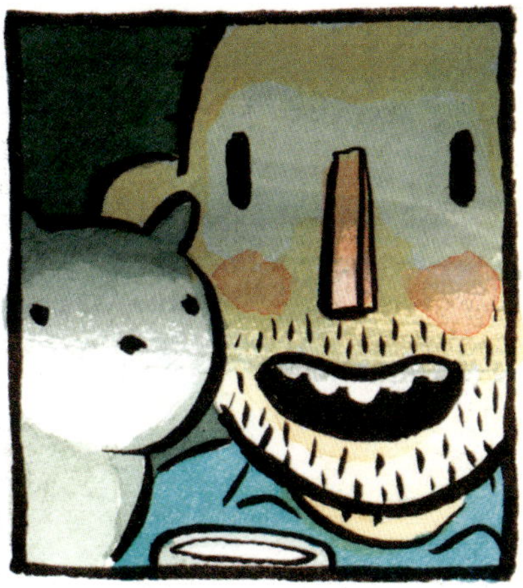

»UNSERE GEHEIMEN
ÄNGSTE«!

ANGST #1

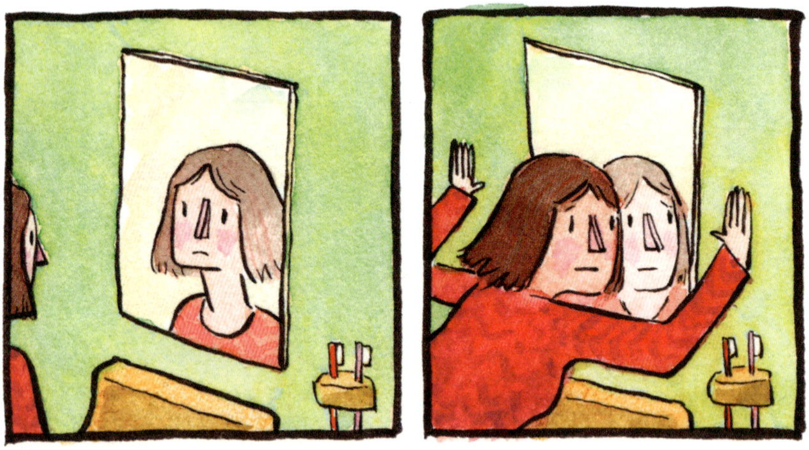

WENN ICH VOR EINEM SPIEGEL STEHE,

GEHE ICH OFT GANZ NAH RAN

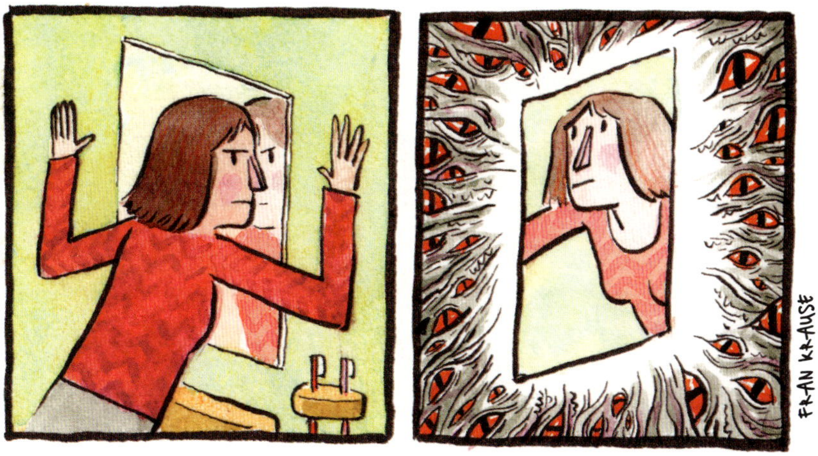

UND VERSUCHE, UMS ECK ZU SCHAUEN.

SICHER VERSTECKT SICH IRGENDWER AUSSER SICHTWEITE.

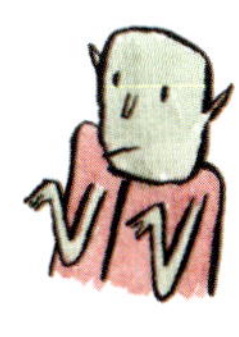

ANGST #2

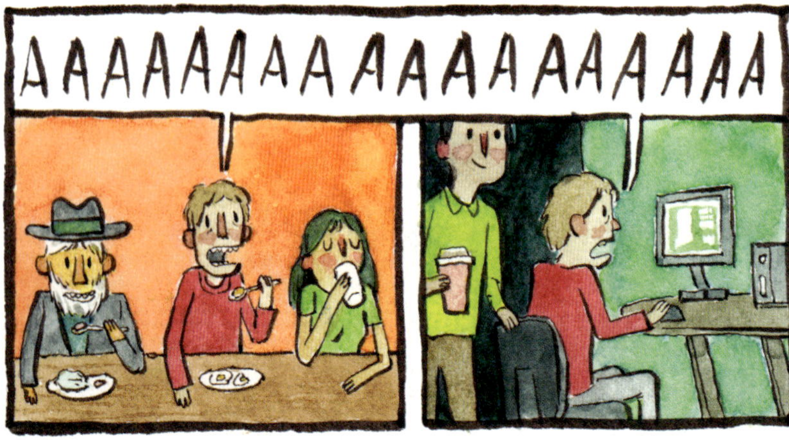

MANCHMAL DENKE ICH, DASS ICH ANDAUERND SCHREIE

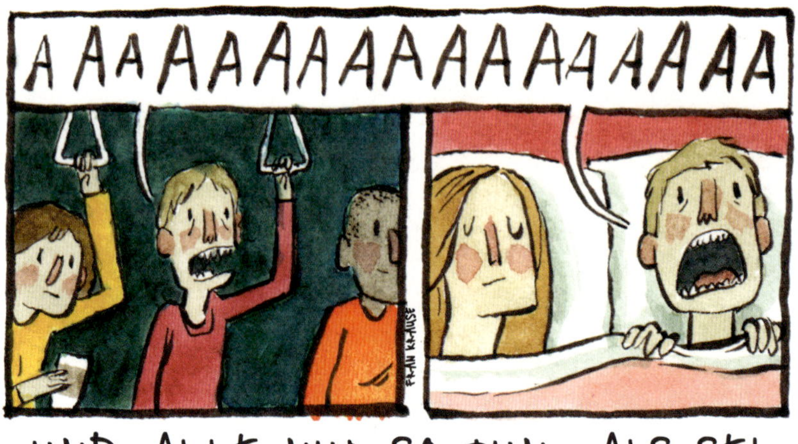

UND ALLE NUR SO TUN, ALS SEI ICH NORMAL.

ANGST #3

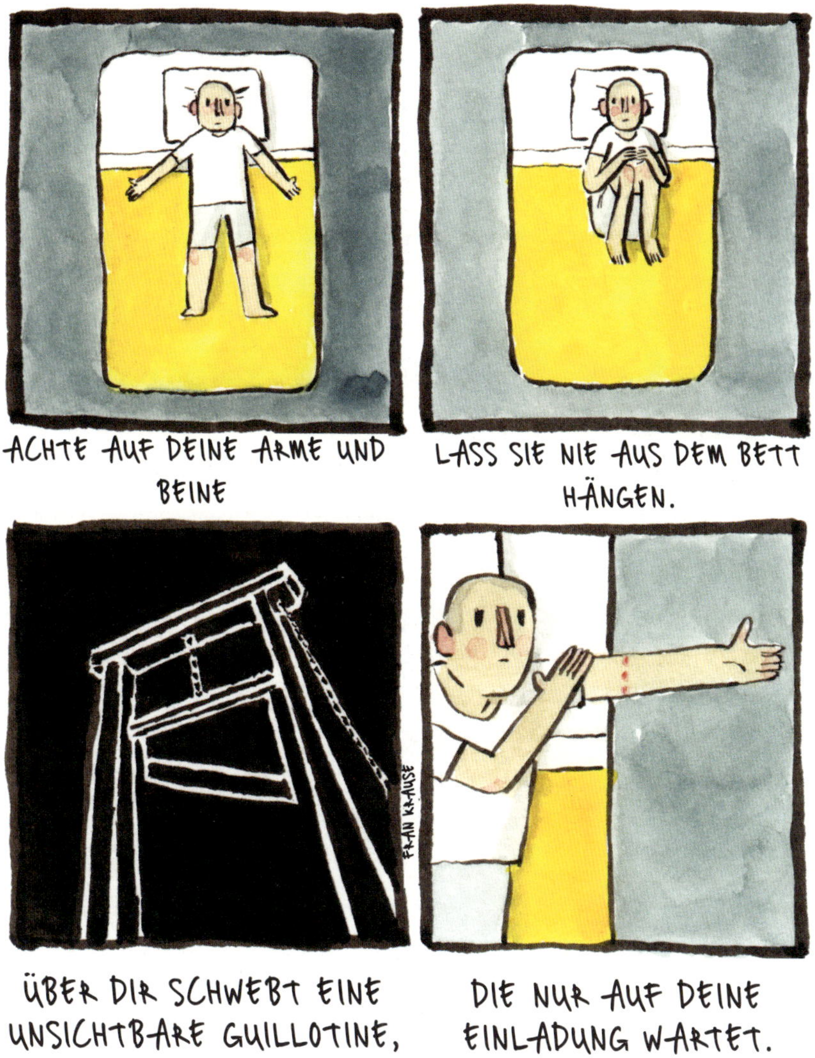
ACHTE AUF DEINE ARME UND BEINE
LASS SIE NIE AUS DEM BETT HÄNGEN.
FRAN KRAUSE
ÜBER DIR SCHWEBT EINE UNSICHTBARE GUILLOTINE,
DIE NUR AUF DEINE EINLADUNG WARTET.

ANGST #4

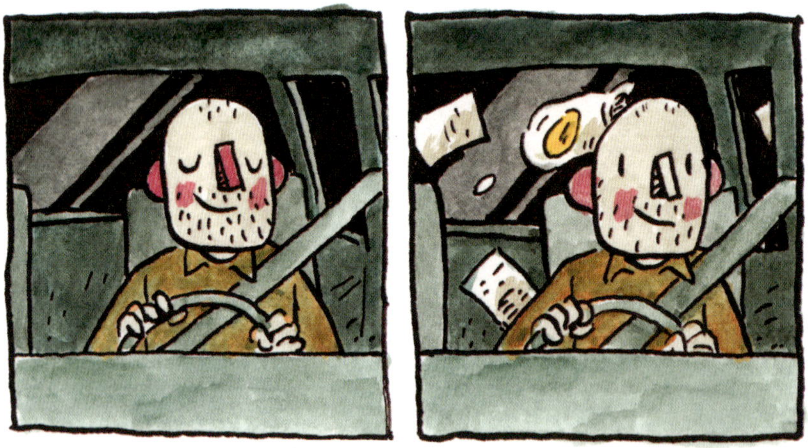

ES IST SOMMER UND ICH HABE IM AUTO DIE FENSTER OFFEN.

DER WIND WIRBELT KREMPEL VON DER RÜCKBANK HOCH.

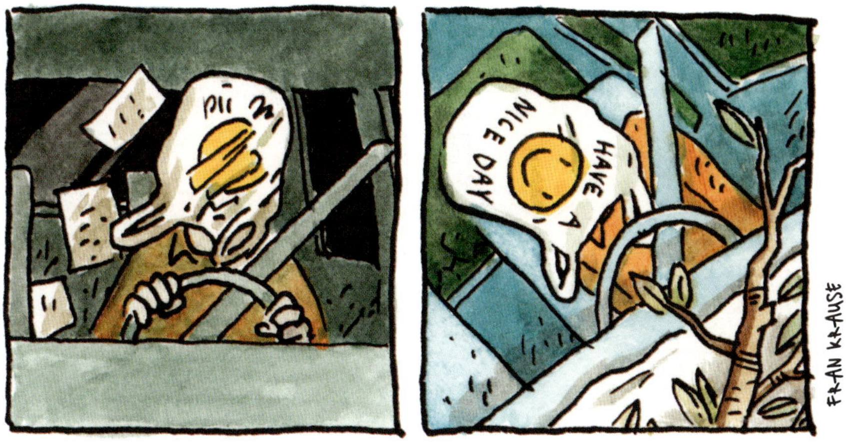

EINE PLASTIKTÜTE LEGT SICH UM MEINEN KOPF. ICH ERSTICKE.

DIE HERBEIGERUFENEN POLIZISTEN SCHMUNZELN.

ANGST #5

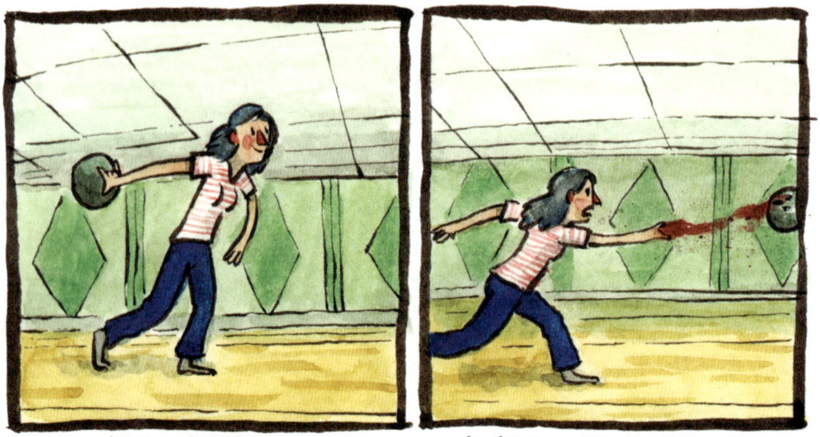

BEIM BOWLEN
HABE ICH ANGST,

DASS MEINE FINGER
STECKEN BLEIBEN.

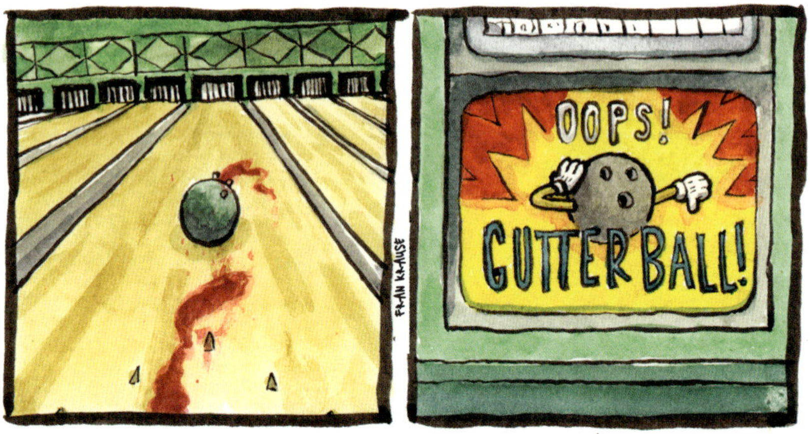

DIE SCHWERE KUGEL
REISST SIE MIR AUS

UND ICH TREFFE
KEINEN EINZIGEN
KEGEL.

ANGST #6

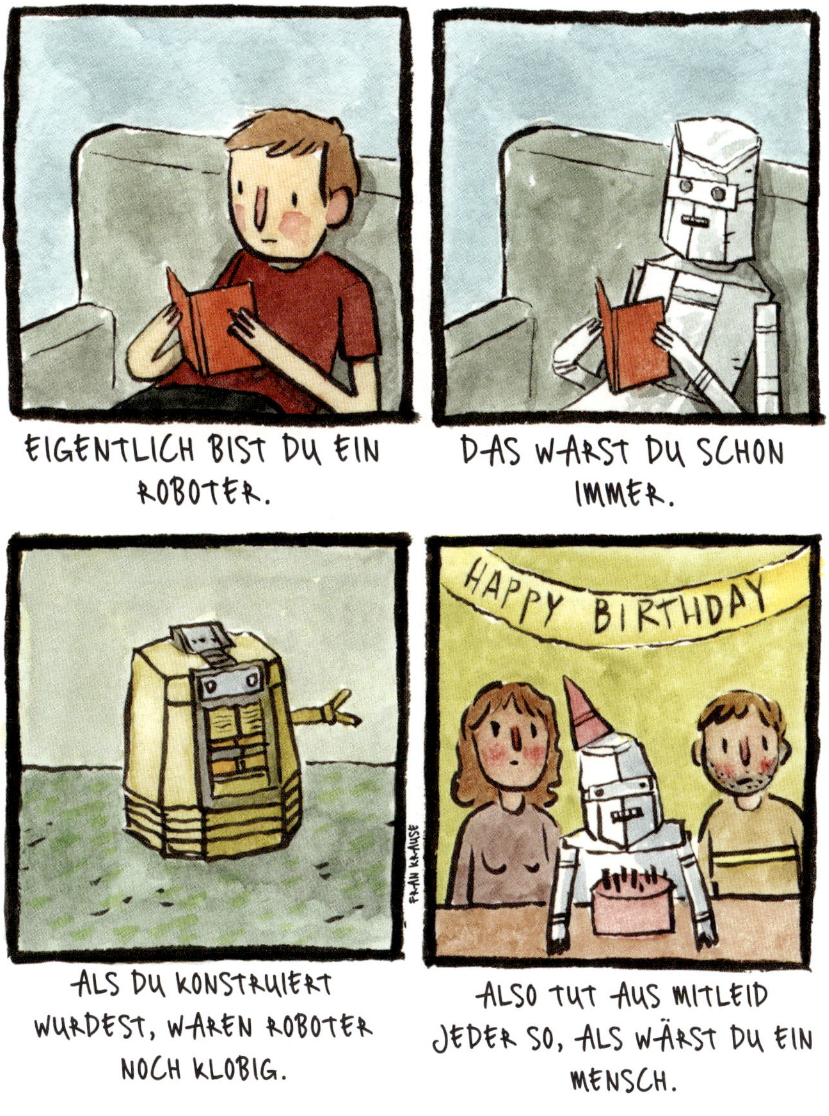
EIGENTLICH BIST DU EIN ROBOTER.
DAS WARST DU SCHON IMMER.
ALS DU KONSTRUIERT WURDEST, WAREN ROBOTER NOCH KLOBIG.
HAPPY BIRTHDAY
ALSO TUT AUS MITLEID JEDER SO, ALS WÄRST DU EIN MENSCH.

ANGST #7

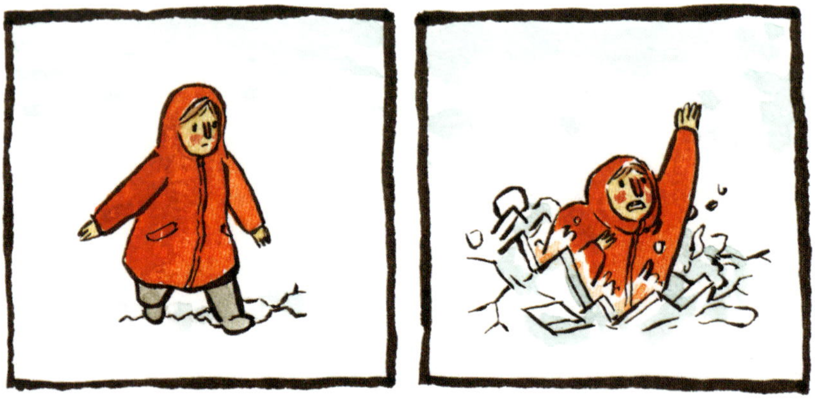

ICH HABE ANGST, DASS DAS EIS BRICHT.

ICH FALLE INS BITTERKALTE WASSER

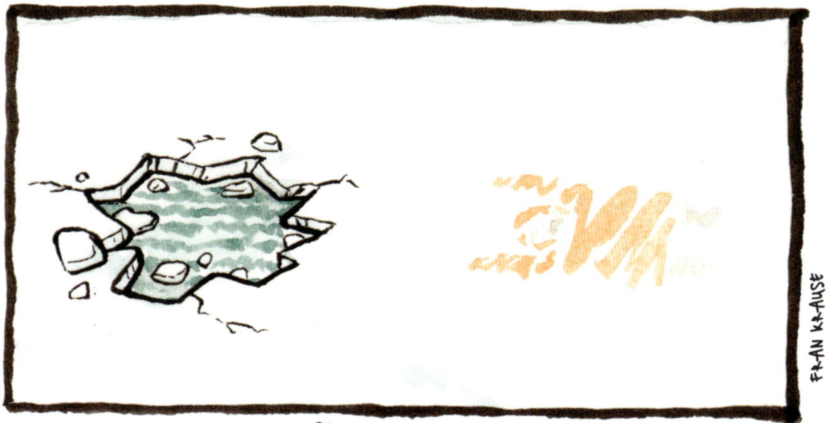

UND DIE STRÖMUNG TREIBT MICH
WEG VOM LOCH.

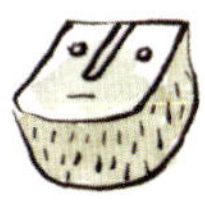

ANGST #8

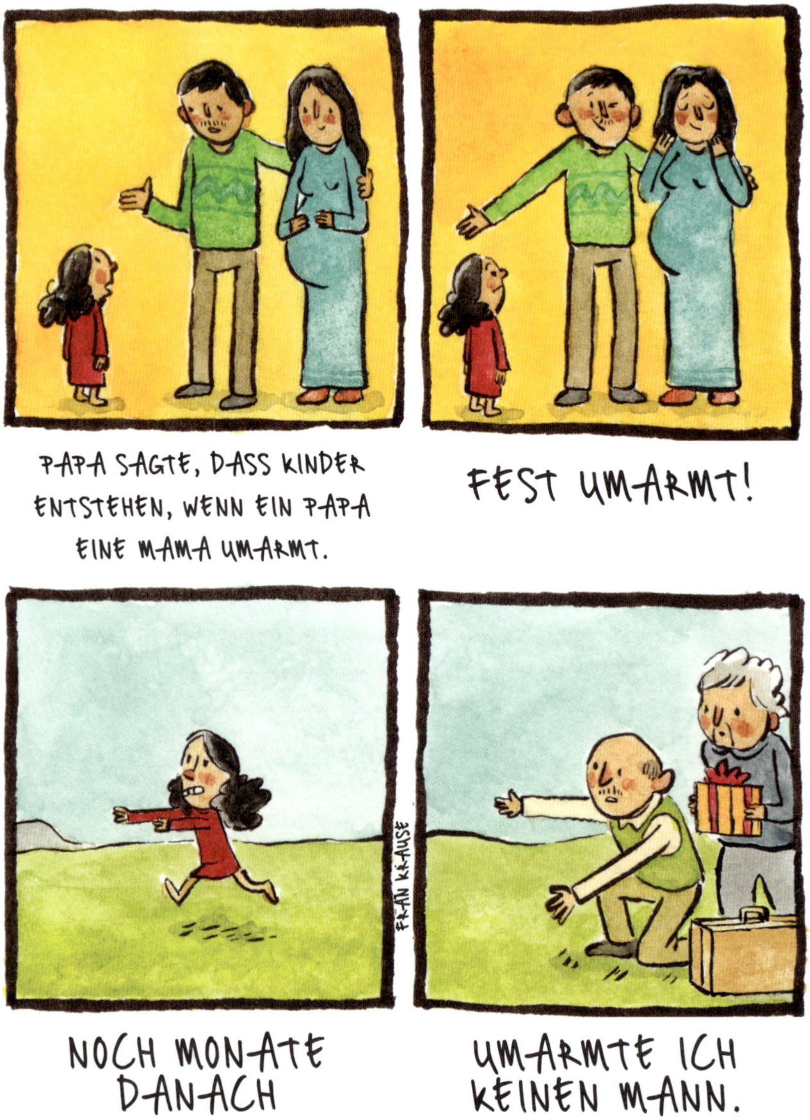
PAPA SAGTE, DASS KINDER ENTSTEHEN, WENN EIN PAPA EINE MAMA UMARMT.
FEST UMARMT!
NOCH MONATE DANACH
FRAN KRAUSE
UMARMTE ICH KEINEN MANN.

ANGST #9

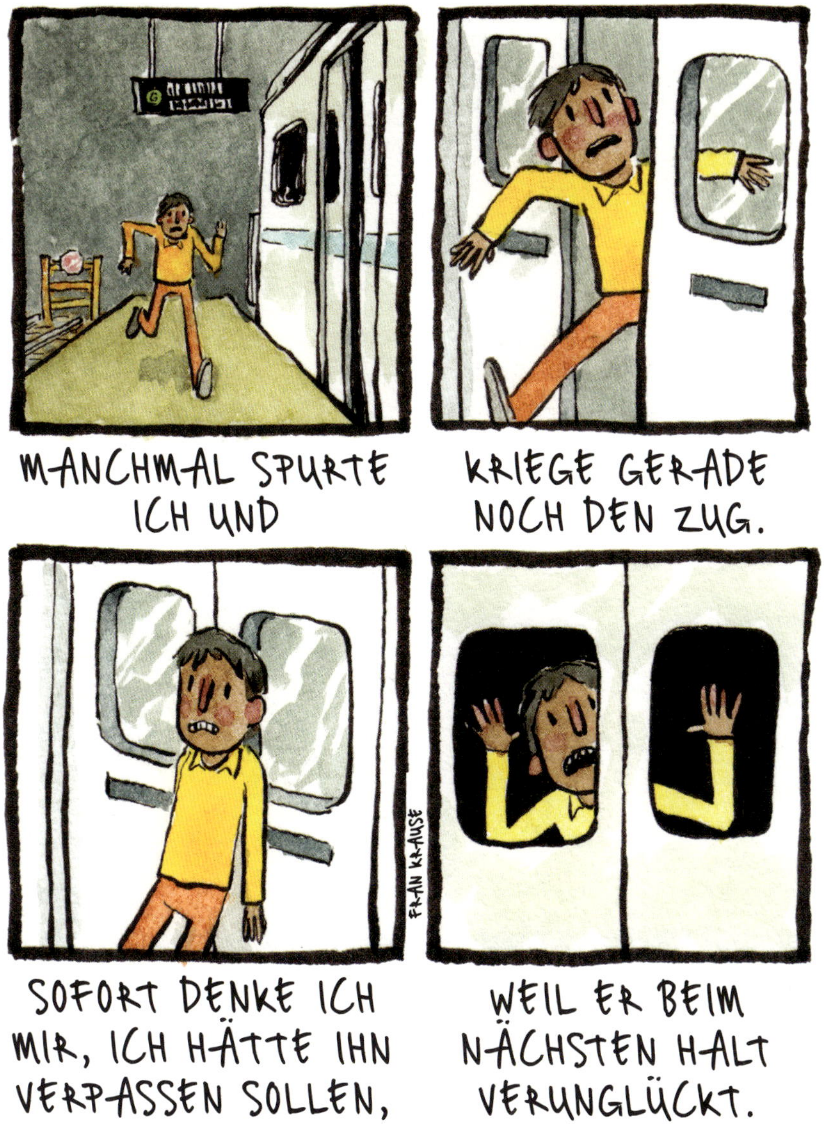
MANCHMAL SPURTE ICH UND
KRIEGE GERADE NOCH DEN ZUG.
SOFORT DENKE ICH MIR, ICH HÄTTE IHN VERPASSEN SOLLEN,
WEIL ER BEIM NÄCHSTEN HALT VERUNGLÜCKT.
FRAN KRAUSE

ANGST #10

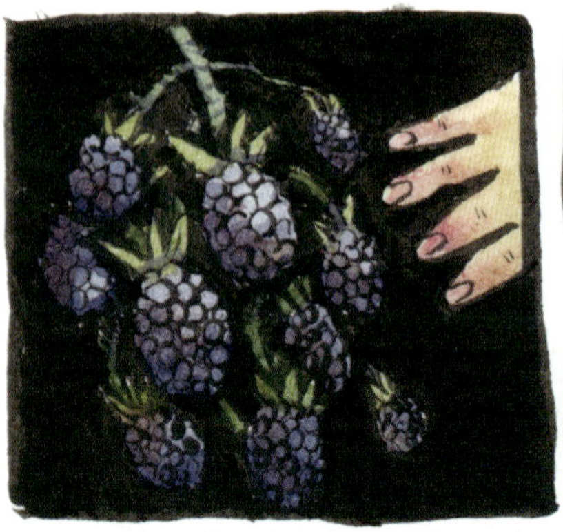

ALS KIND SAMMELTE ICH EINMAL IN EINEM WALD IN NEW ENGLAND BROMBEEREN.

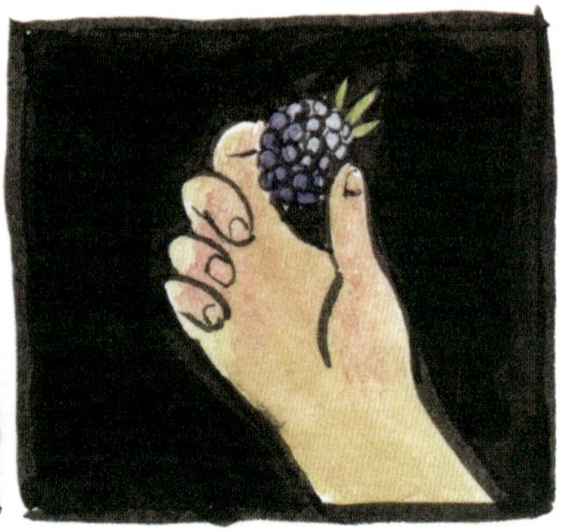

ICH ASS EINE MITSAMT KERNEN.

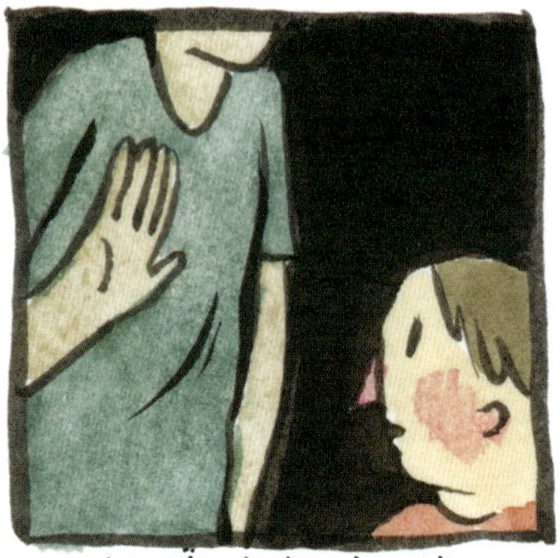

EIN ÄLTERER JUNGE SAGTE, DASS DIE KERNE UNVERDAULICH SEIEN

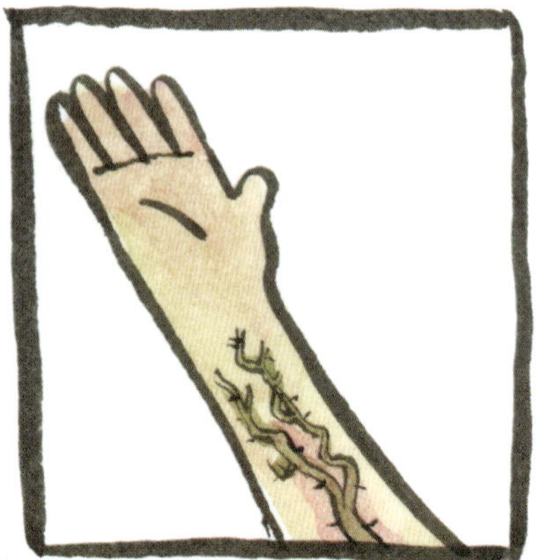

UND AN MEINEN ADERN ZU STACHELIGEN RANKEN WÜRDEN.

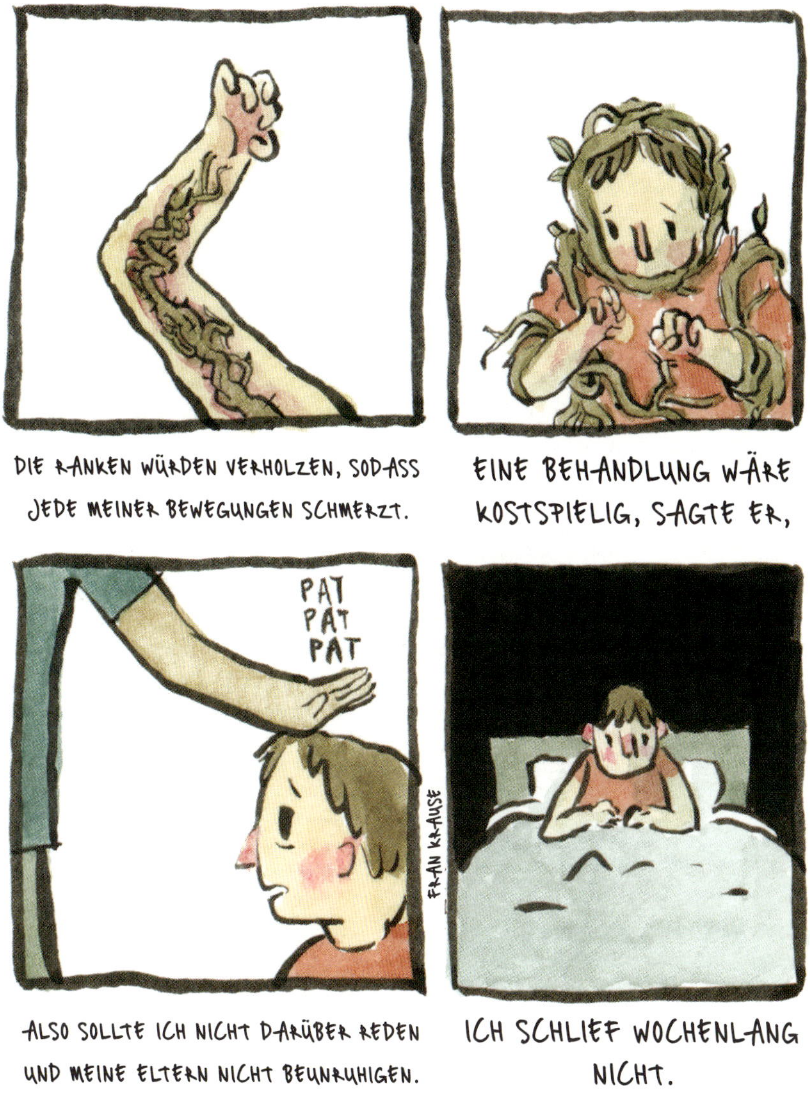
DIE RANKEN WÜRDEN VERHOLZEN, SODASS
JEDE MEINER BEWEGUNGEN SCHMERZT.
EINE BEHANDLUNG WÄRE
KOSTSPIELIG, SAGTE ER,
PAT
PAT
PAT
FRAN KRAUSE
ALSO SOLLTE ICH NICHT DARÜBER REDEN
UND MEINE ELTERN NICHT BEUNRUHIGEN.
ICH SCHLIEF WOCHENLANG
NICHT.

ANGST #11

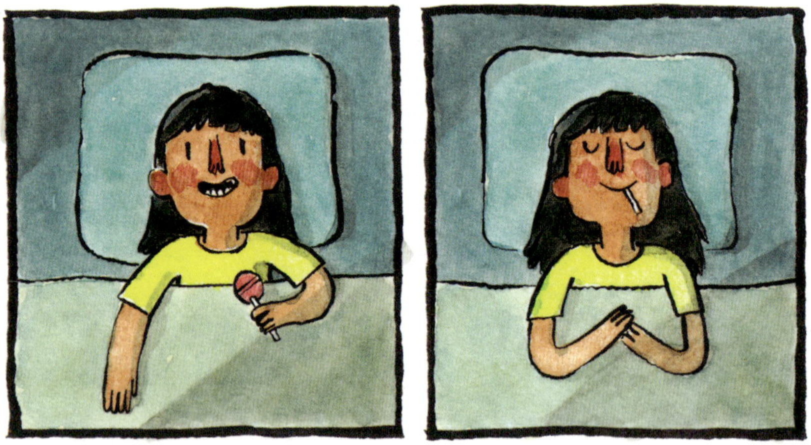

MEIN DAD SAGTE: KEINE SÜSSIGKEITEN VOR DEM ZUBETTGEHEN!

ER ERZÄHLTE, DASS EINMAL EIN MÄDCHEN MIT EINEM LUTSCHER IM MUND EINSCHLIEF.

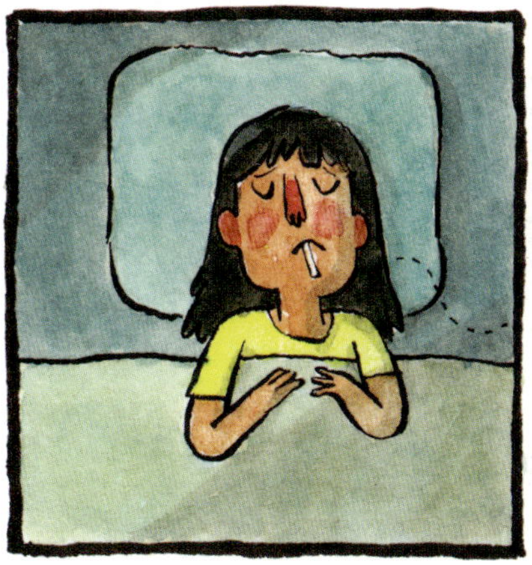

EIN PAAR TAGE DANACH
BEKAM SIE KOPFWEH.

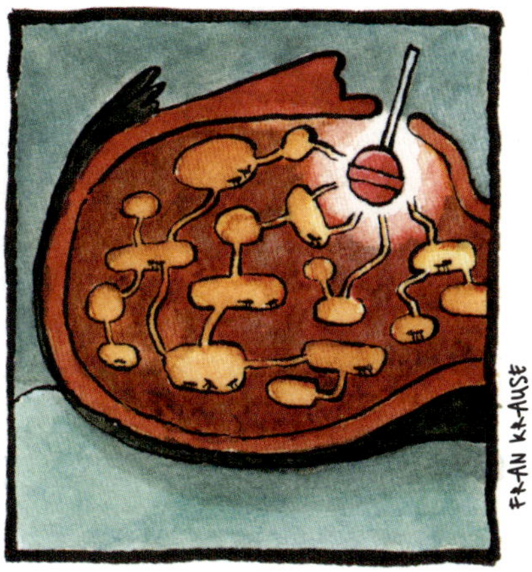

AMEISEN HATTEN SICH IN
IHREM KOPF EINGENISTET.

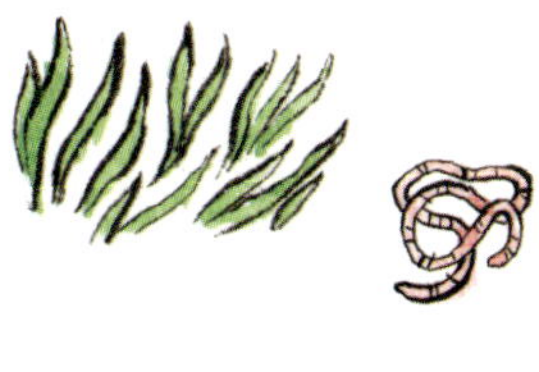

ANGST #12

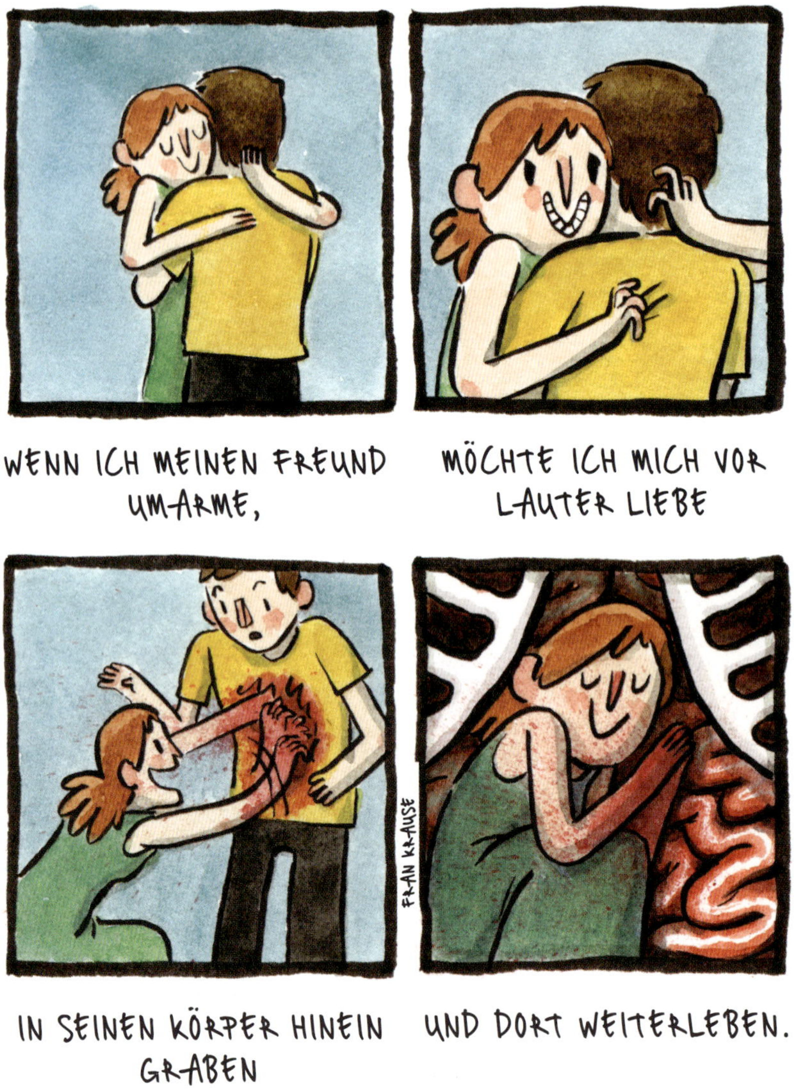
WENN ICH MEINEN FREUND UMARME,
MÖCHTE ICH MICH VOR LAUTER LIEBE
IN SEINEN KÖRPER HINEIN GRABEN
UND DORT WEITERLEBEN.
FRAN KRAUSE

ANGST #13

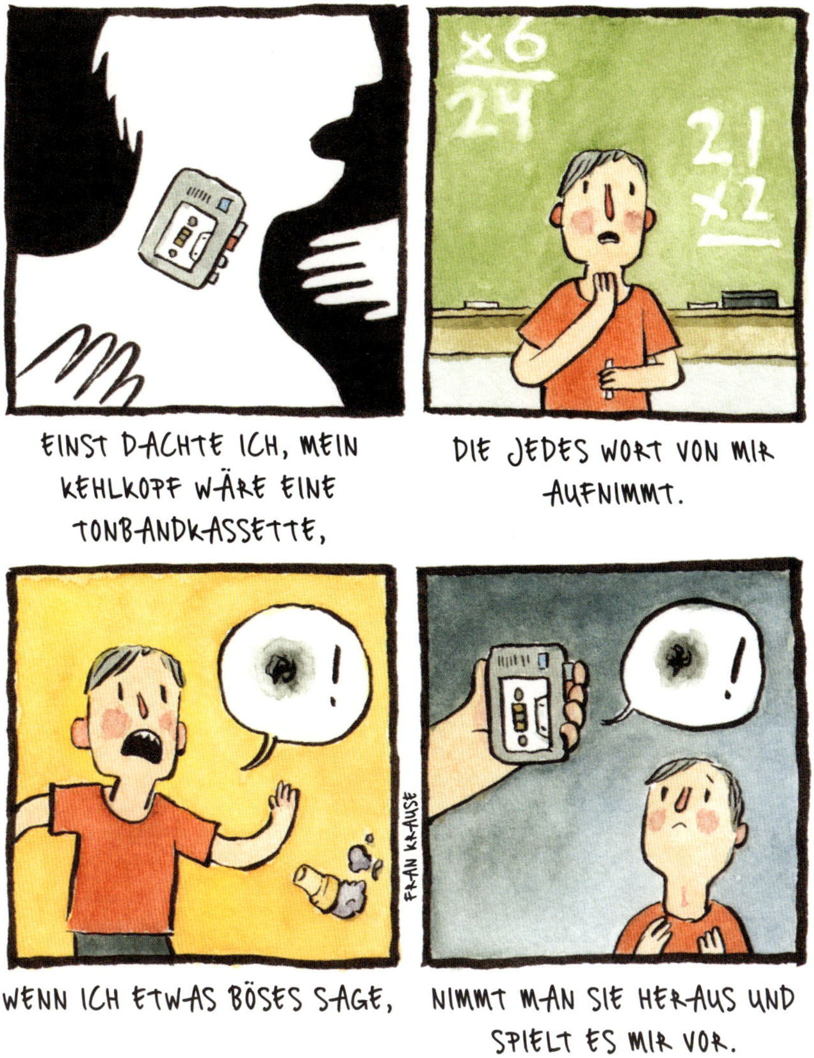
EINST DACHTE ICH, MEIN KEHLKOPF WÄRE EINE TONBANDKASSETTE,
DIE JEDES WORT VON MIR AUFNIMMT.
WENN ICH ETWAS BÖSES SAGE,
NIMMT MAN SIE HERAUS UND SPIELT ES MIR VOR.
FRAN KRAUSE

ANGST #14

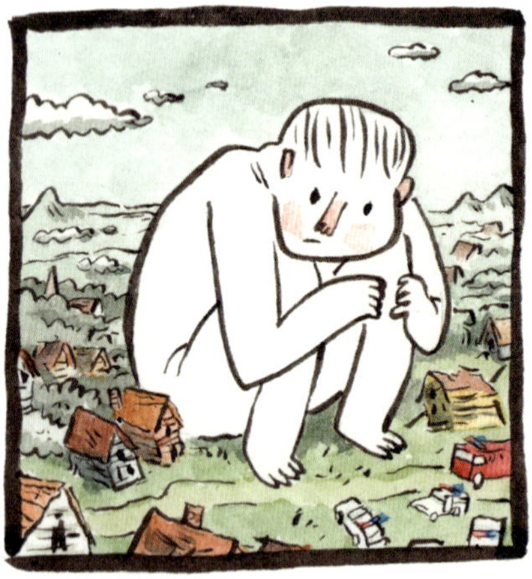

ICH BILDE MIR EIN, ICH WACHSE WIE EIN RIESE

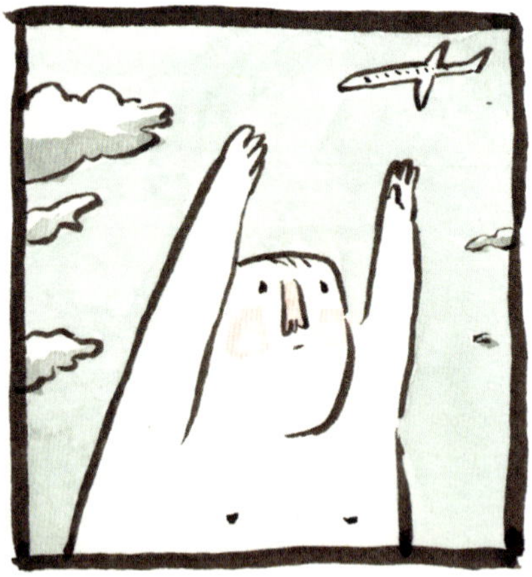

IN DEN HIMMEL HINEIN.

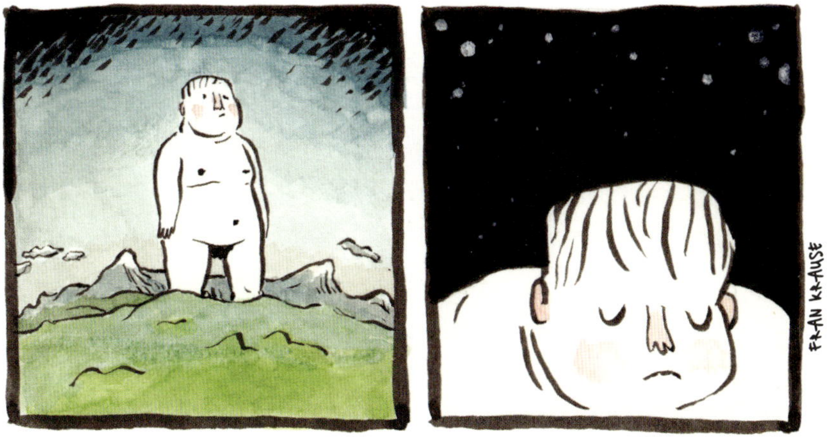

DIE LUFT WIRD DÜNN

UND ICH ERSTICKE IN DEN STERNEN.

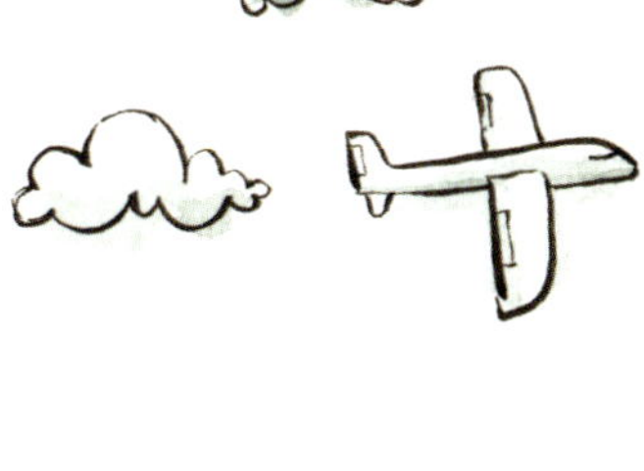

ANGST #15

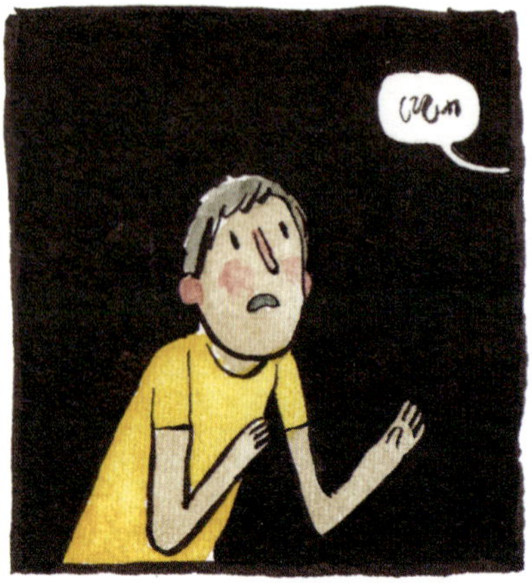

WENN ICH NACHTS ALLEIN BIN,

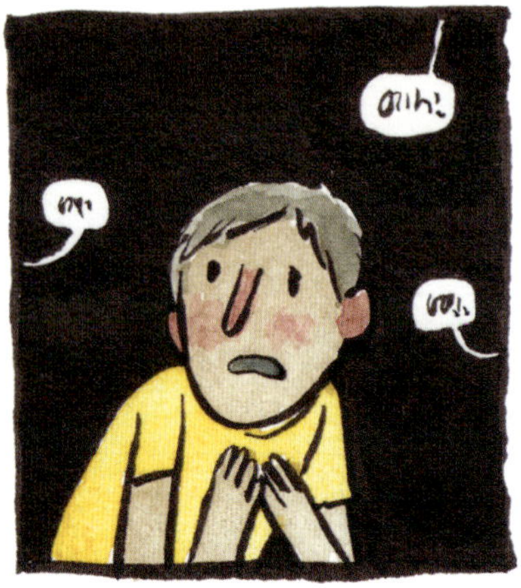

RUFEN STIMMEN MEINEN NAMEN.

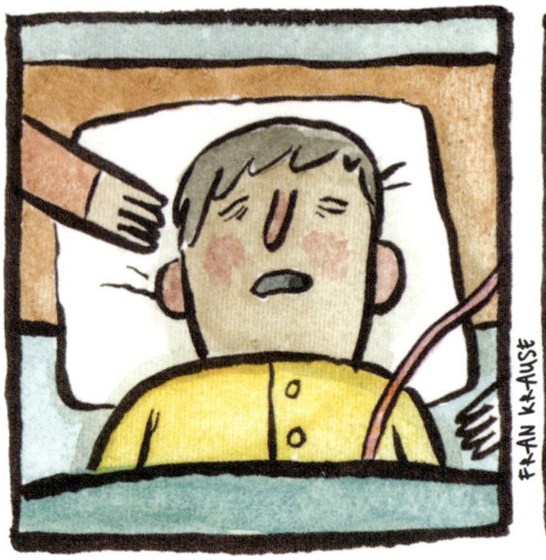

VIELLEICHT LIEGE ICH IM KOMA UND TRÄUME MEIN LEBEN NUR

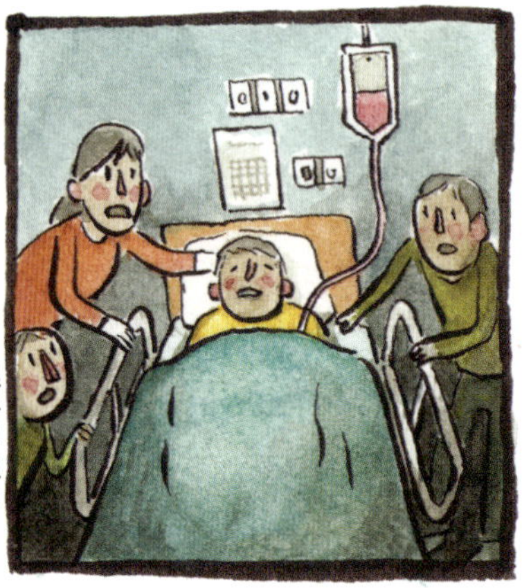

UND MEINE FAMILIE RUFT MICH, UM MICH ZU WECKEN.

ANGST #16

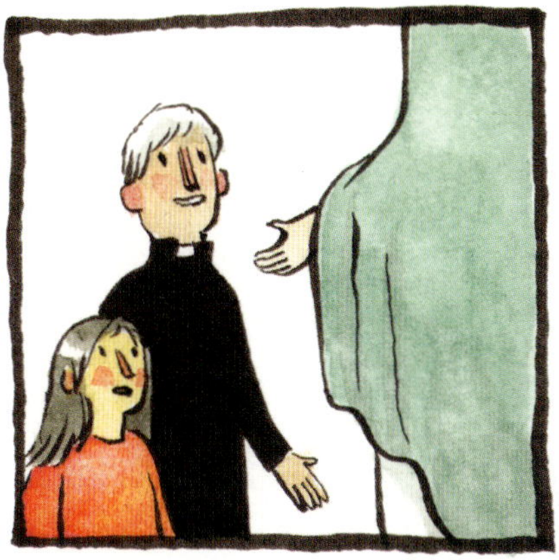

ALS ICH KLEIN WAR, ERZÄHLTE EIN PFARRER VON MARIA,

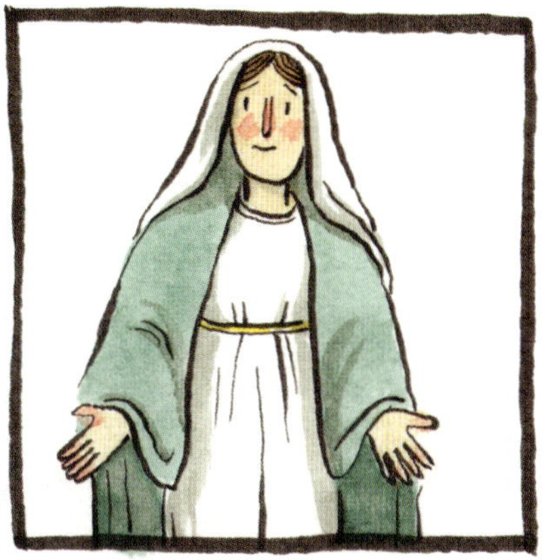

DIE GOTT PERFEKT SCHIEN, SODASS ER SIE SCHWANGER MACHTE.

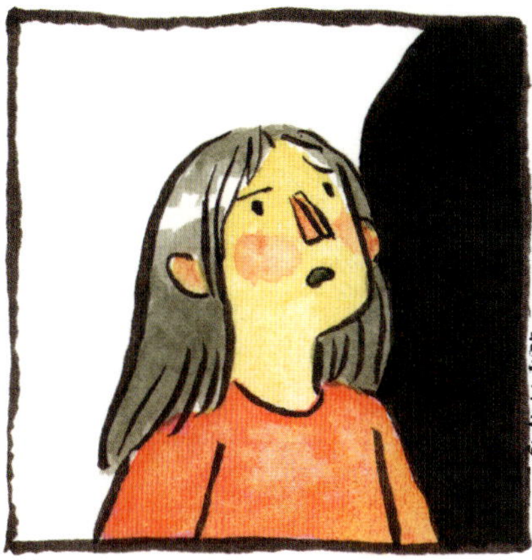

ICH WOLLTE NICHT VON GOTT SCHWANGER WERDEN

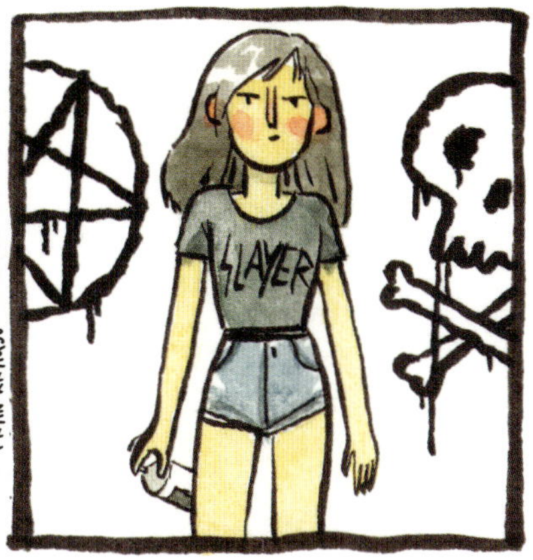

UND VERMIED, SEIN TYP ZU SEIN.

ANGST #17

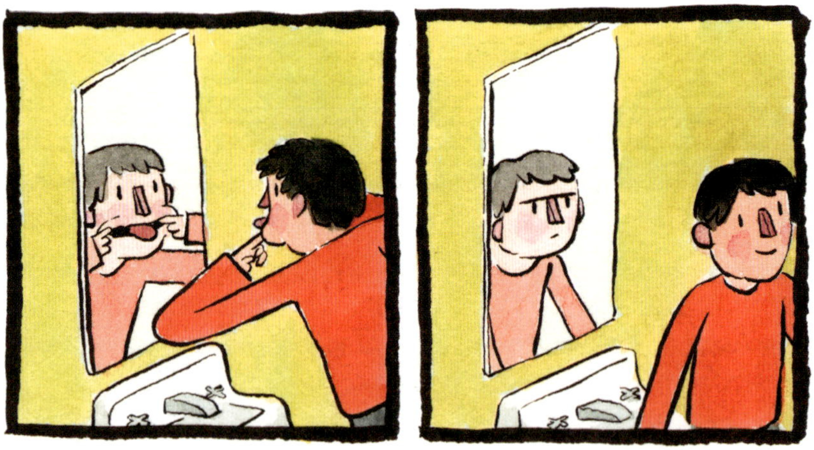

VIELLEICHT ZEICHNET MEIN SPIEGELBILD MEINE MIMIK AUF.

HAT ES ALLE GESICHTSAUSDRÜCKE GESPEICHERT,

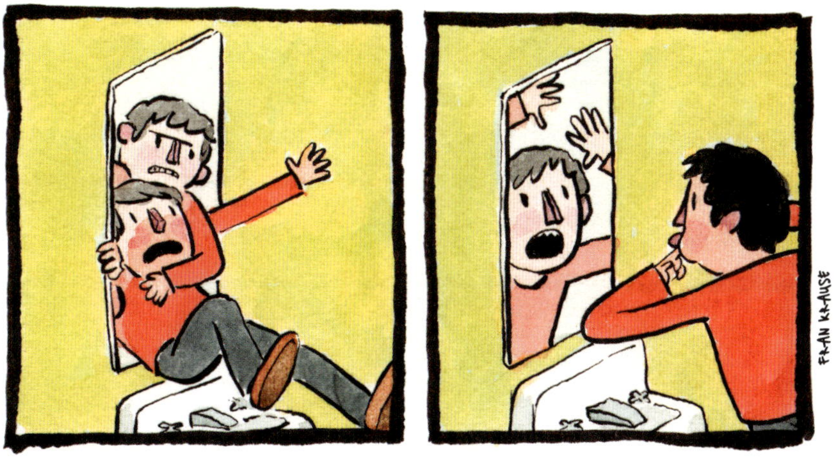

KRIECHT ES AUS DEM SPIEGEL

UND TAUSCHT MIT MIR PLATZ.

ANGST #18

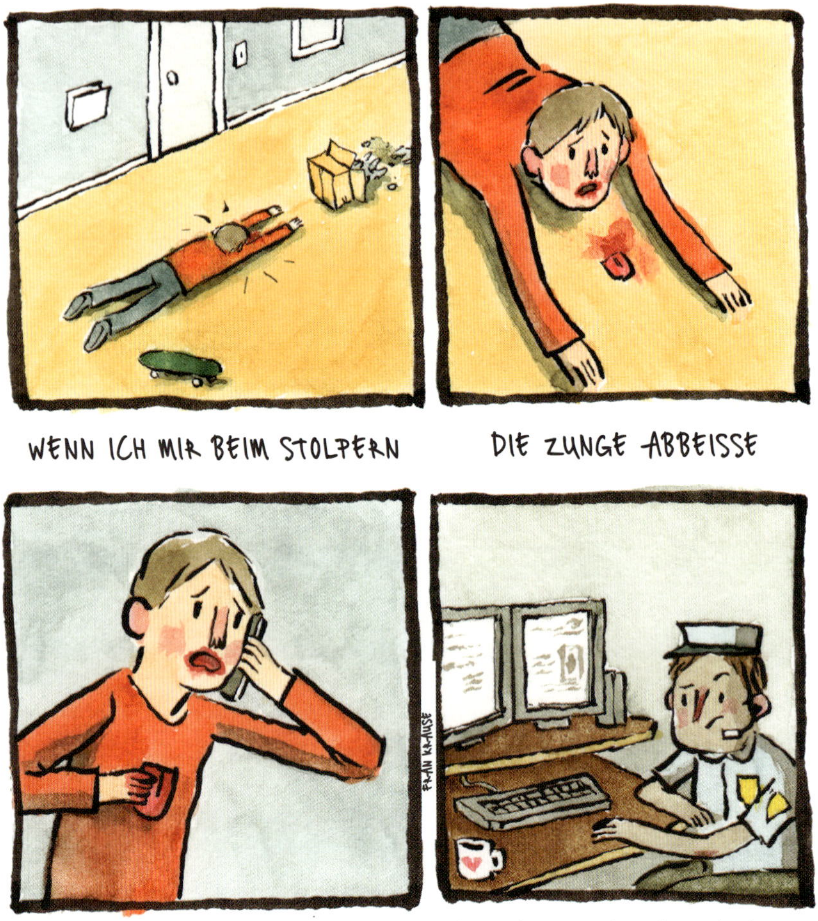

WENN ICH MIR BEIM STOLPERN

DIE ZUNGE ABBEISSE

UND DIE 112 ANRUFE,

VERSTEHT MICH AM TELEFON KEINER.

ANGST #19

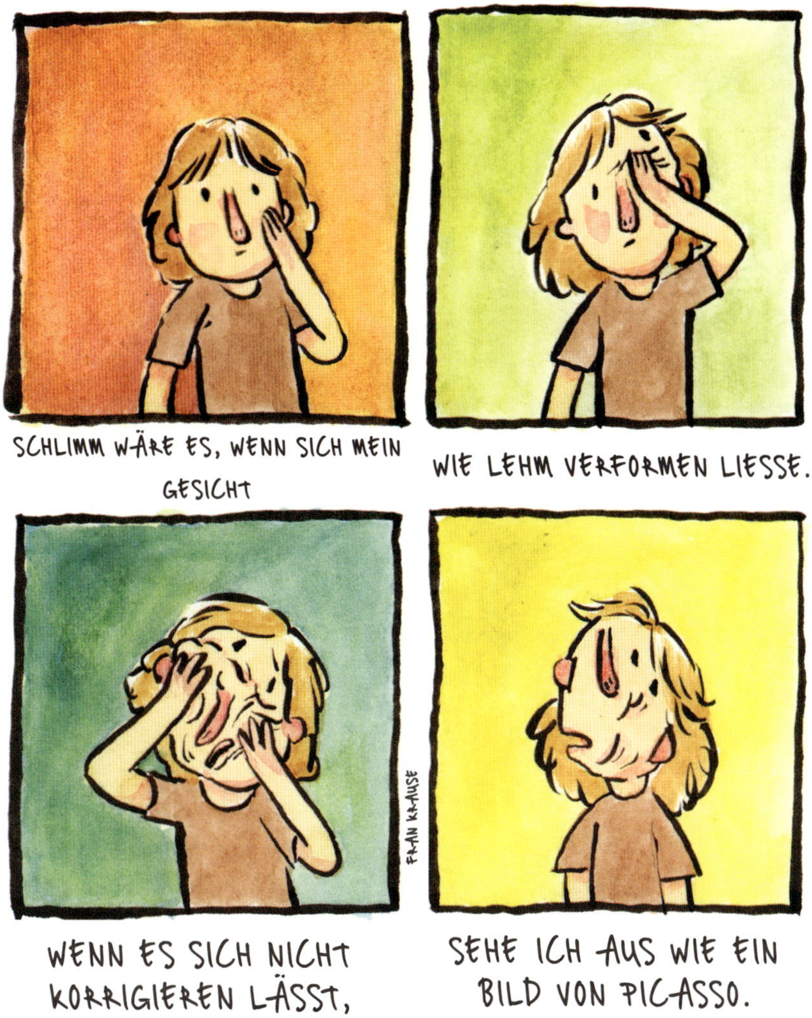
SCHLIMM WÄRE ES, WENN SICH MEIN GESICHT
WIE LEHM VERFORMEN LIESSE.
WENN ES SICH NICHT KORRIGIEREN LÄSST,
SEHE ICH AUS WIE EIN BILD VON PICASSO.
FRAN KRAUSE

ANGST #20

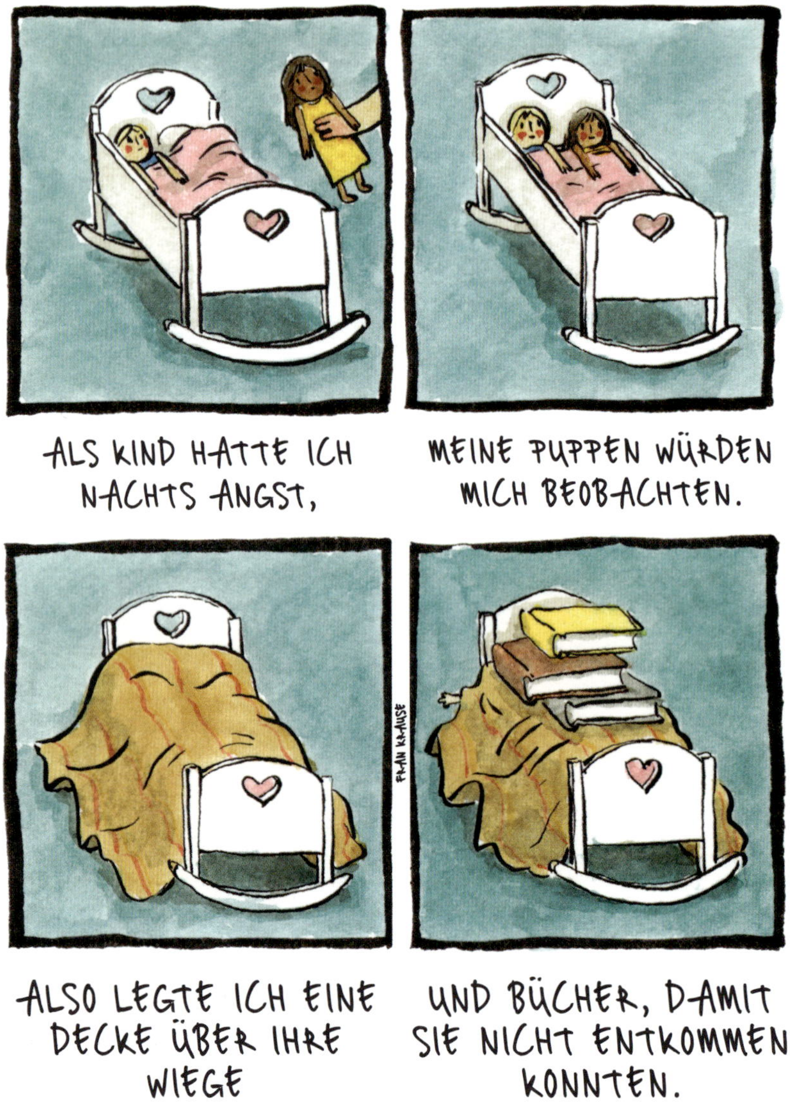
ALS KIND HATTE ICH NACHTS ANGST,
MEINE PUPPEN WÜRDEN MICH BEOBACHTEN.
ALSO LEGTE ICH EINE DECKE ÜBER IHRE WIEGE
UND BÜCHER, DAMIT SIE NICHT ENTKOMMEN KONNTEN.

ANGST #21

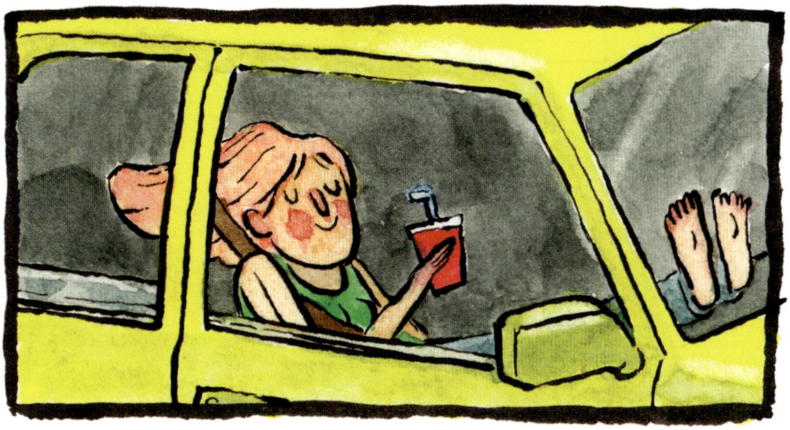

ICH HABE MEINE FÜSSE AUF DEM ARMATURENBRETT UND EIN UNFALL PASSIERT.

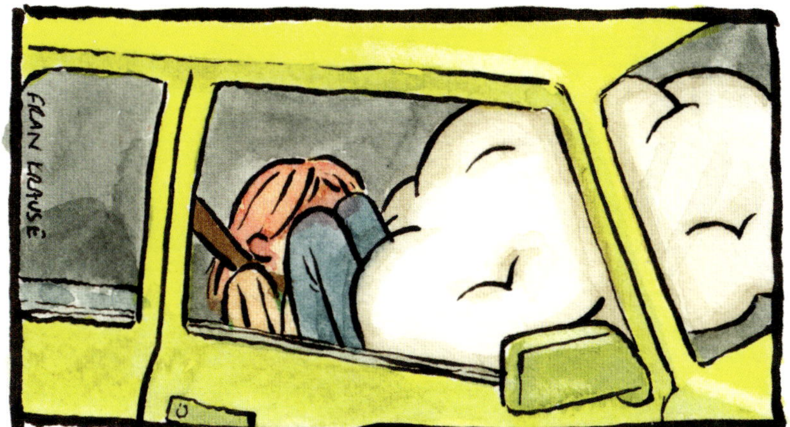

DER UNFALL IST NICHT SO SCHLIMM, ABER ICH STERBE, WEIL MIR DER AIRBAG MEINE KNIE INS GESICHT DRÜCKT.

ANGST #22

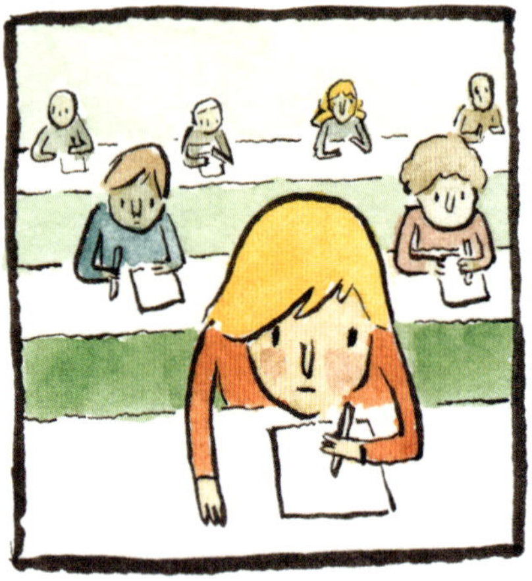

WENN ICH MEINE, ANDERE KÖNNTEN MEINE GEDANKEN LESEN,

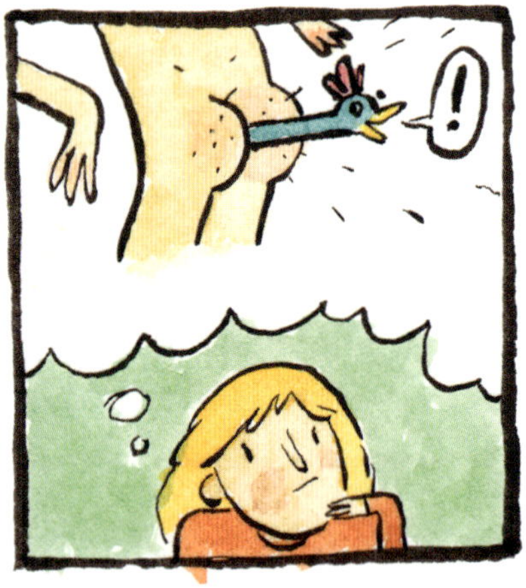

DENKE ICH AN ETWAS LUSTIGES.

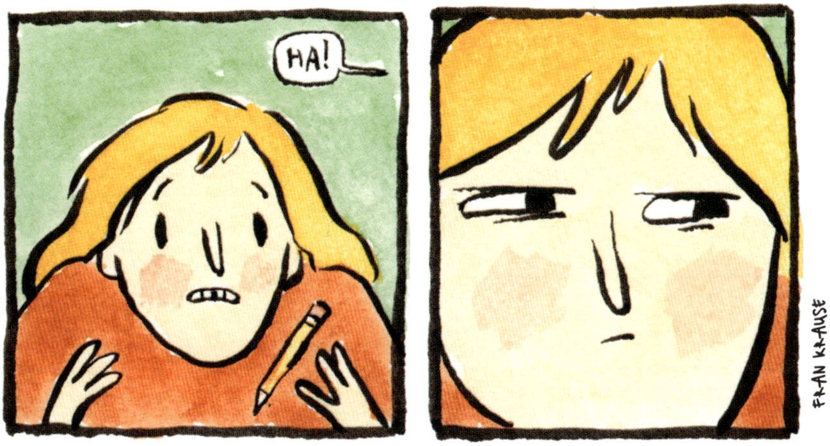

WENN DANN JEMAND LACHT,

WEISS ICH ES SICHER.

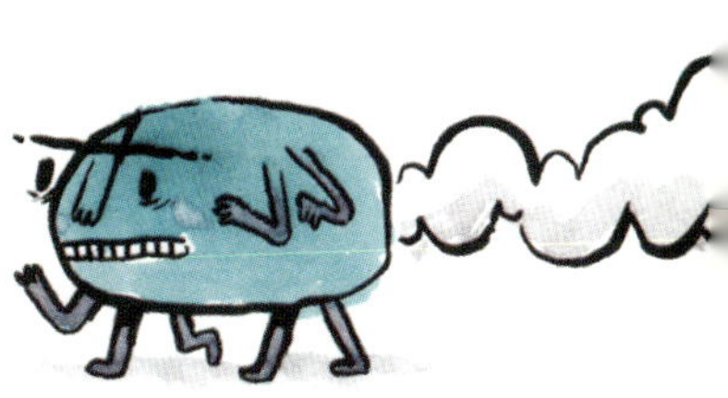

ANGST #23

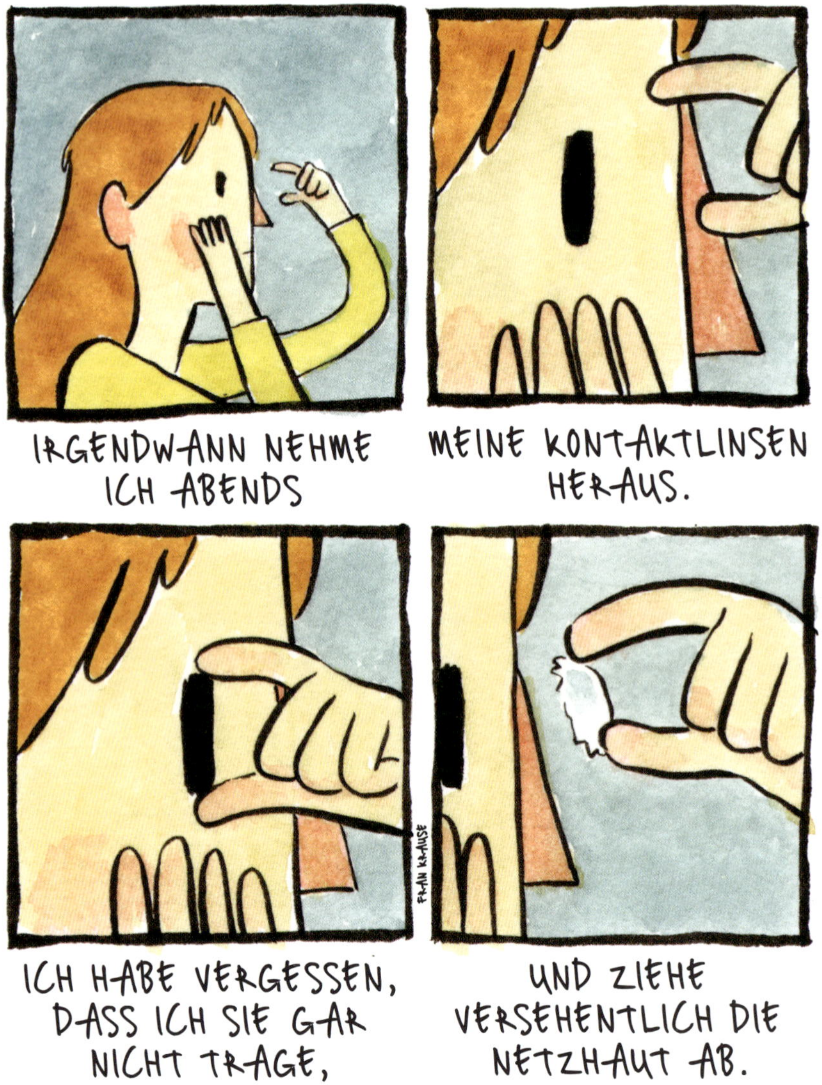
IRGENDWANN NEHME ICH ABENDS
MEINE KONTAKTLINSEN HERAUS.
ICH HABE VERGESSEN, DASS ICH SIE GAR NICHT TRAGE,
UND ZIEHE VERSEHENTLICH DIE NETZHAUT AB.
FRAU KRAUSE

ANGST #24

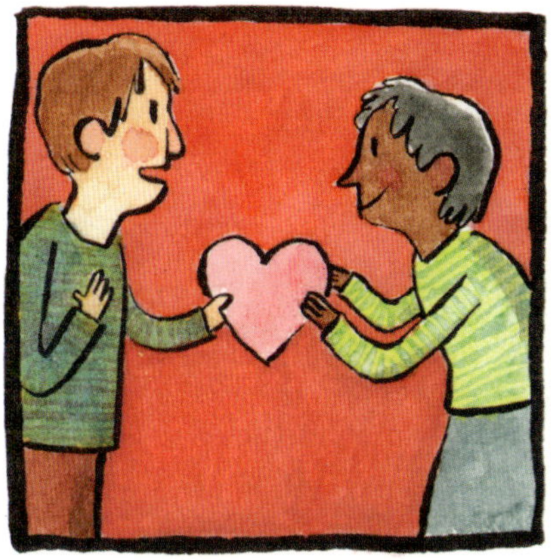

IMMER, WENN ICH JEMANDEM SAGE >>ICH LIEBE DICH<<,

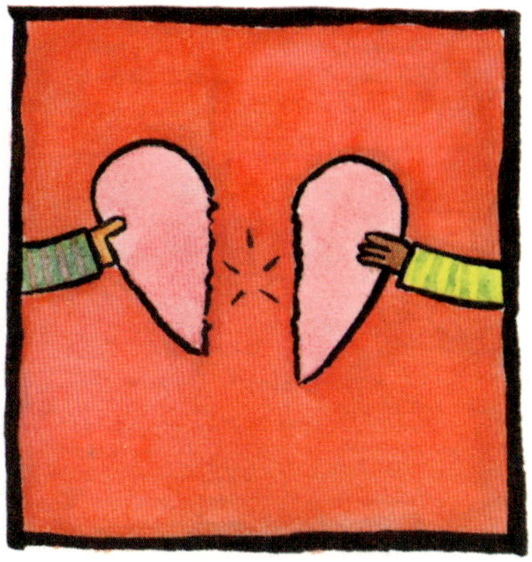

GEBE ICH MEIN HALBES HERZ.

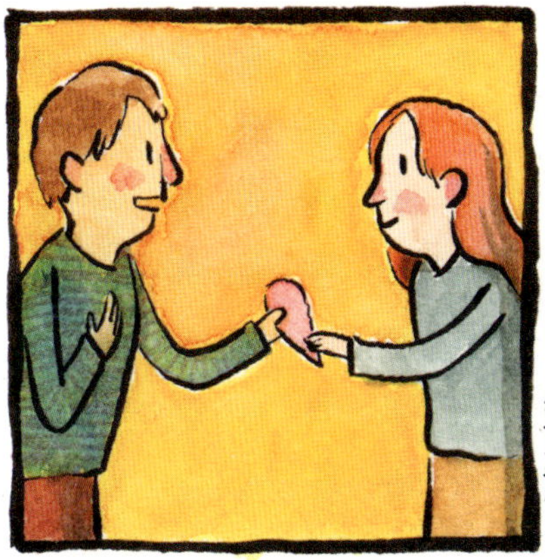

ICH FÜRCHTE, EINES TAGES

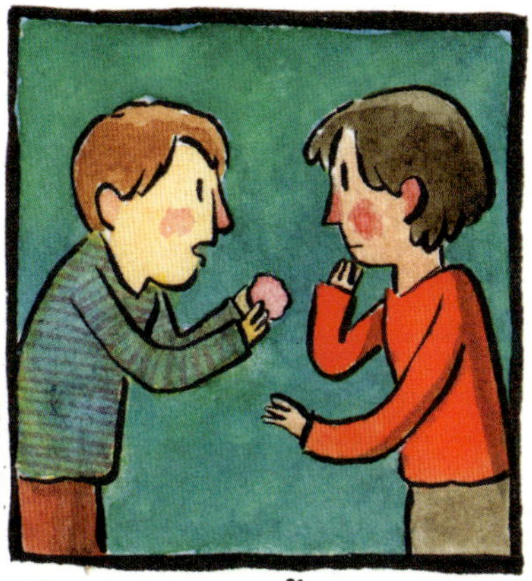

IST KEIN STÜCK MEHR DA.

ANGST #25

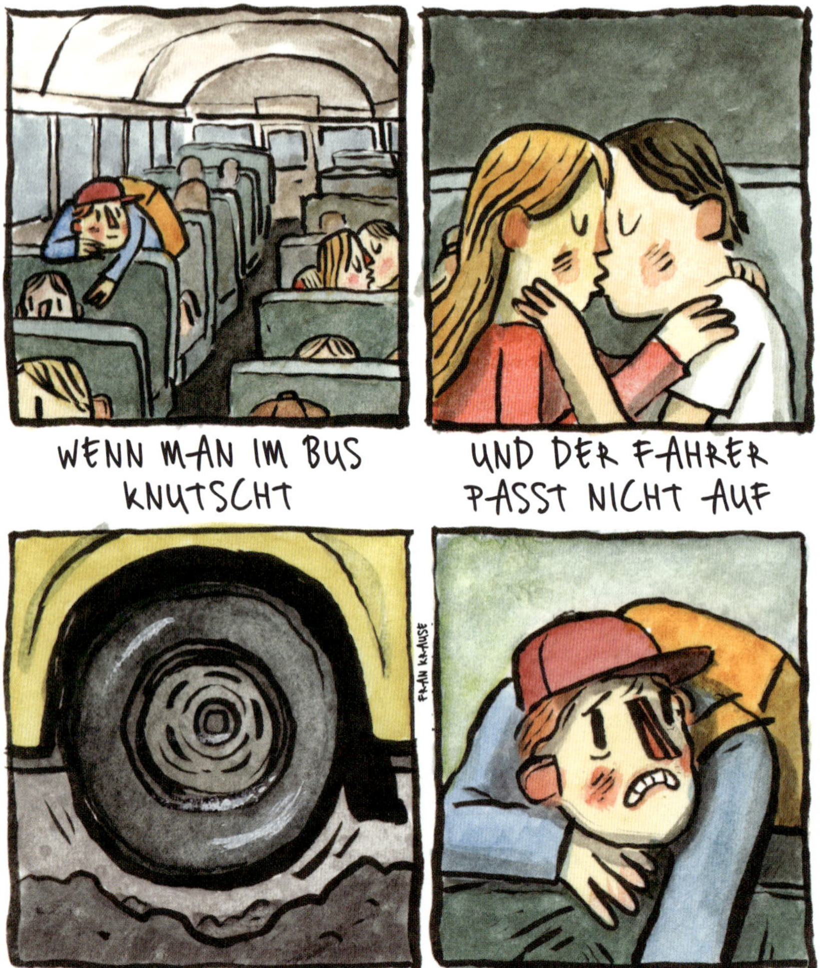

WENN MAN IM BUS KNUTSCHT

UND DER FAHRER PASST NICHT AUF

UND FÄHRT IN EIN SCHLAGLOCH,

BEISST MAN SICH GEGENSEITIG DIE ZUNGE AB.

ANGST #26

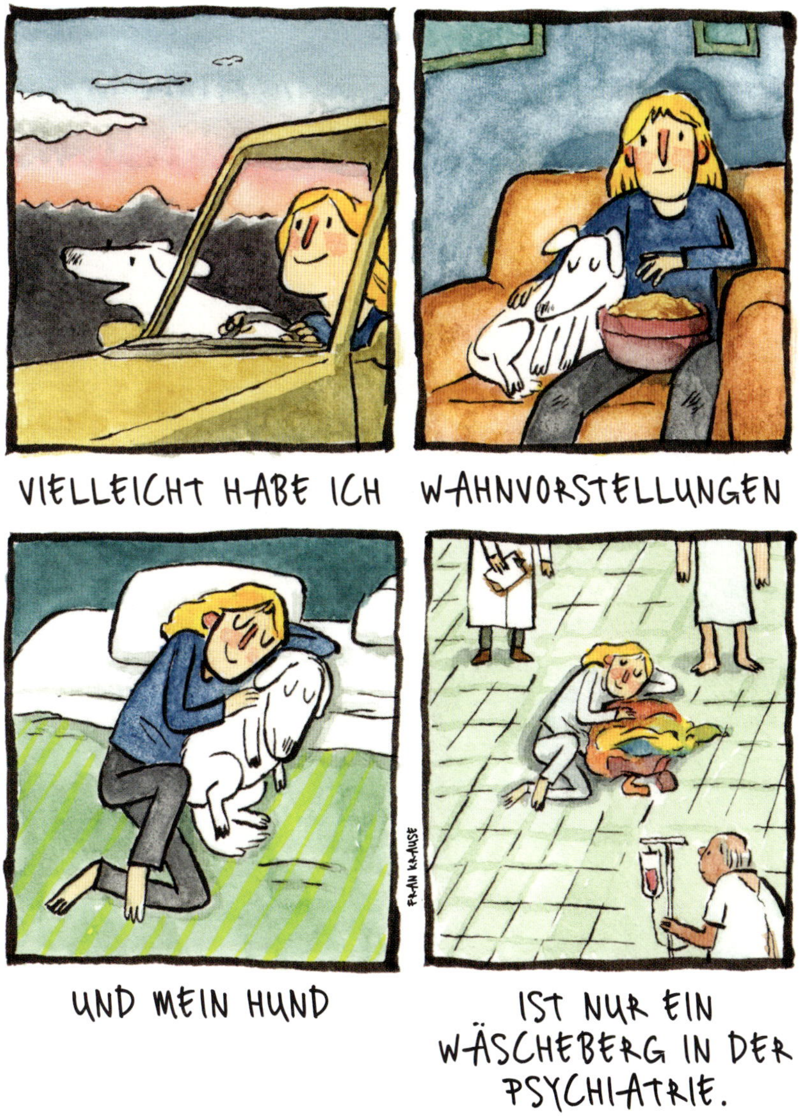
VIELLEICHT HABE ICH
WAHNVORSTELLUNGEN
UND MEIN HUND
IST NUR EIN WÄSCHEBERG IN DER PSYCHIATRIE.
FRAN KRAUSE

ANGST #27

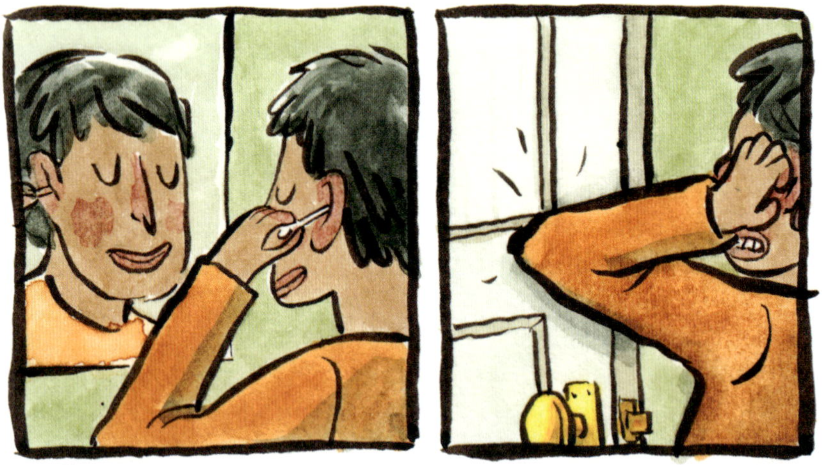

WÄHREND ICH MEIN OHR MIT EINEM WATTESTÄBCHEN REINIGE, KÖNNTE JEMAND DIE TÜR AUFSTOSSEN

UND MIR DEN Q-TIP INS HIRN RAMMEN.

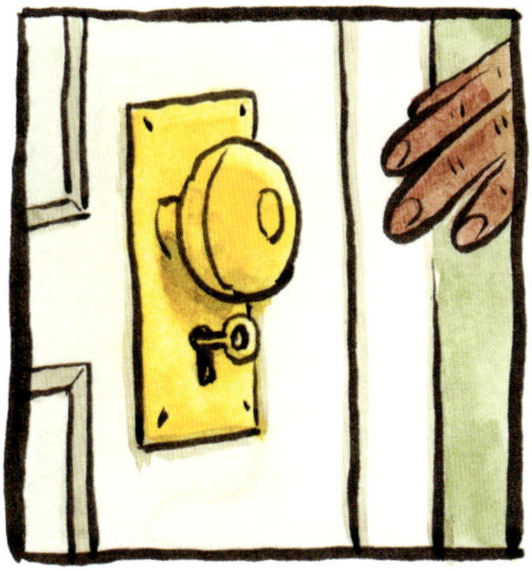

DESHALB SPERRE ICH DIE TÜR ZU

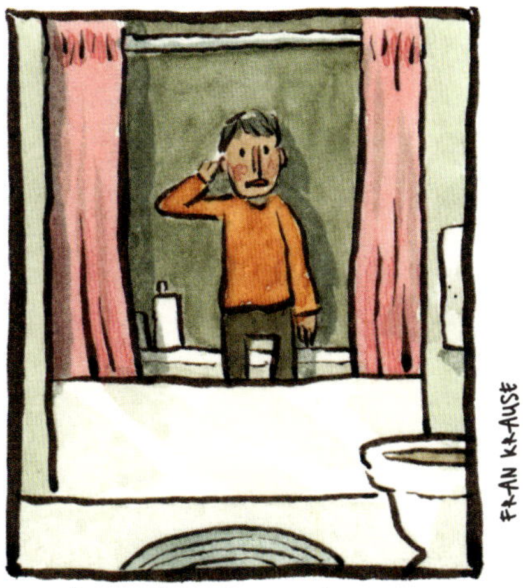

UND STELLE MICH VOLL BEKLEIDET IN DIE BADEWANNE.

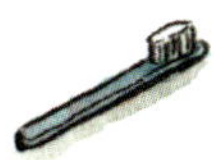

ANGST #28

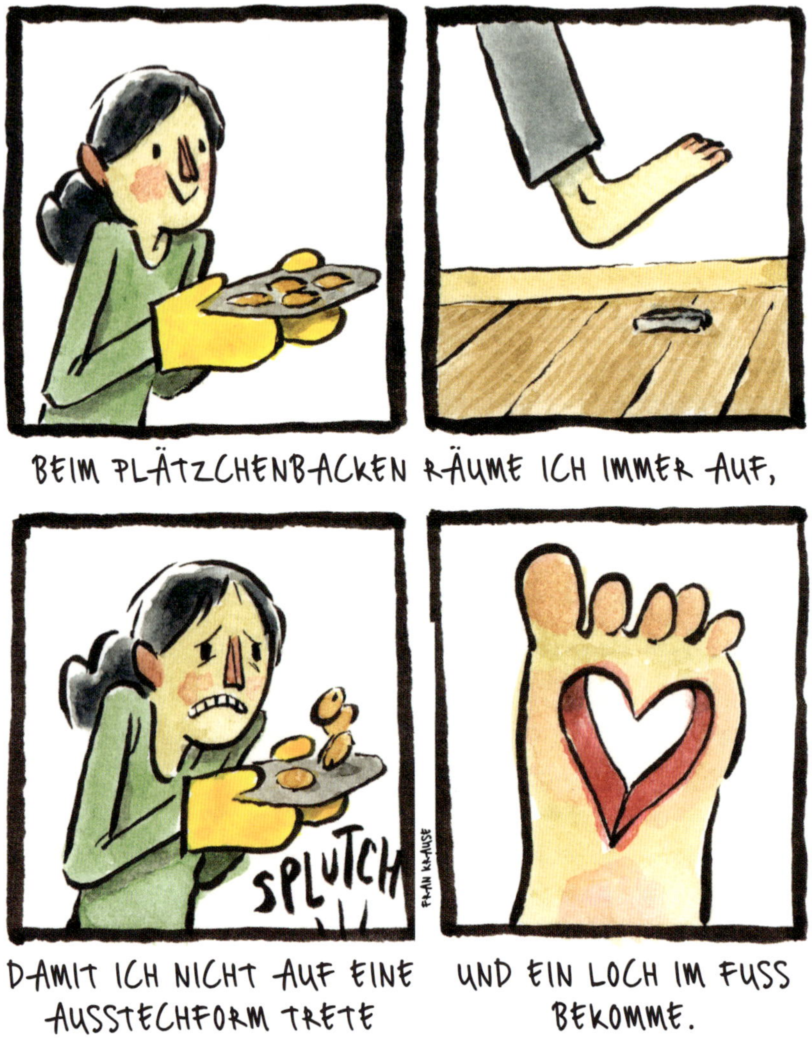
BEIM PLÄTZCHENBACKEN RÄUME ICH IMMER AUF,
SPLUTCH
FRAN KRAUSE
DAMIT ICH NICHT AUF EINE AUSSTECHFORM TRETE
UND EIN LOCH IM FUSS BEKOMME.

ANGST #29

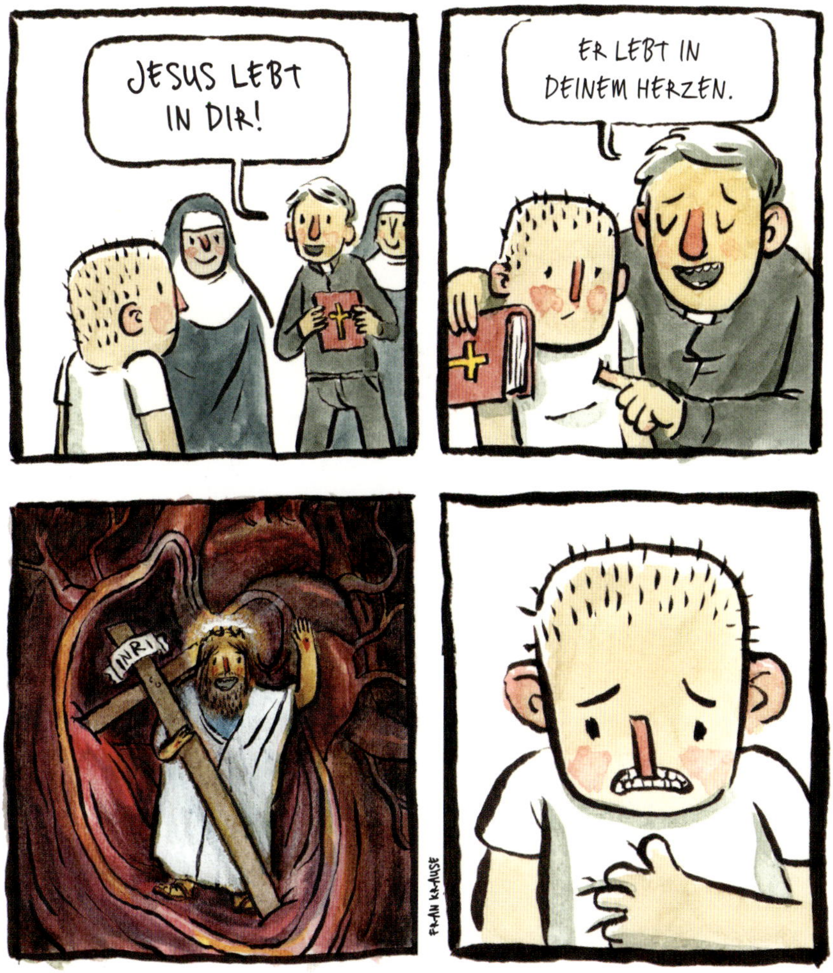
JESUS LEBT IN DIR!
ER LEBT IN DEINEM HERZEN.
INRI
FRAN KRAUSE

ANGST #30

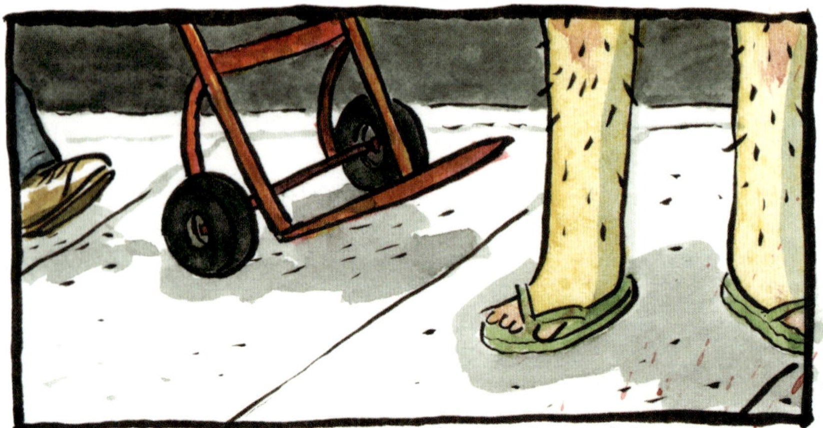

WENN JEMAND MIT EINER LEEREN SACKKARRE
SCHNELL HINTER MIR VORBEIFÄHRT,

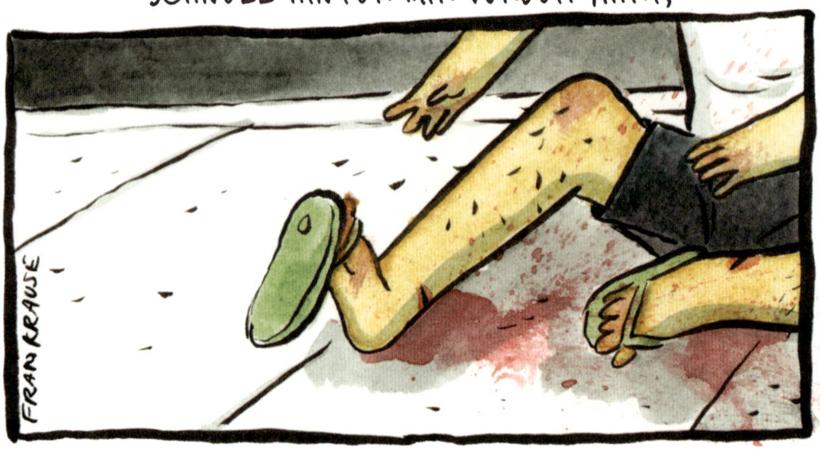

DURCHTRENNT DIE SCHARFE KANTE WOMÖGLICH
MEINE ACHILLESSEHNEN.

ANGST #31

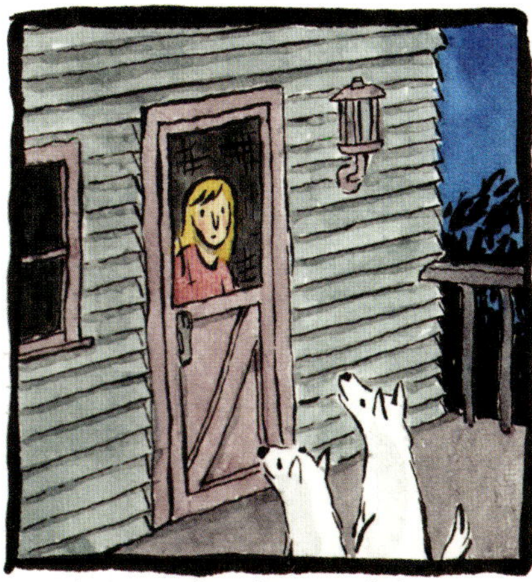

WENN MEINE HUNDE INS
HAUS WOLLEN,

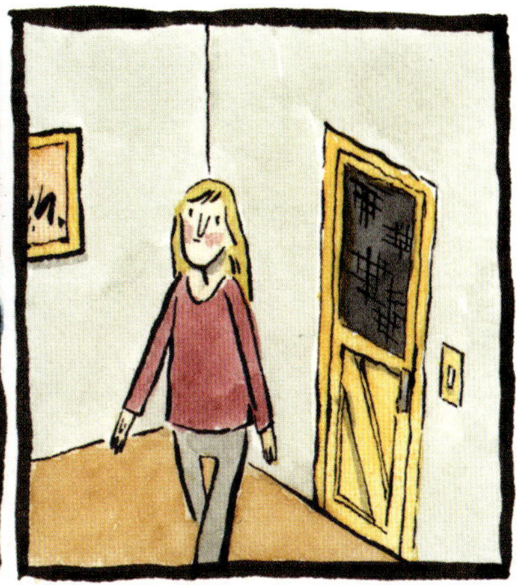

DURCHSUCHE ICH ERST
ALLE RÄUME

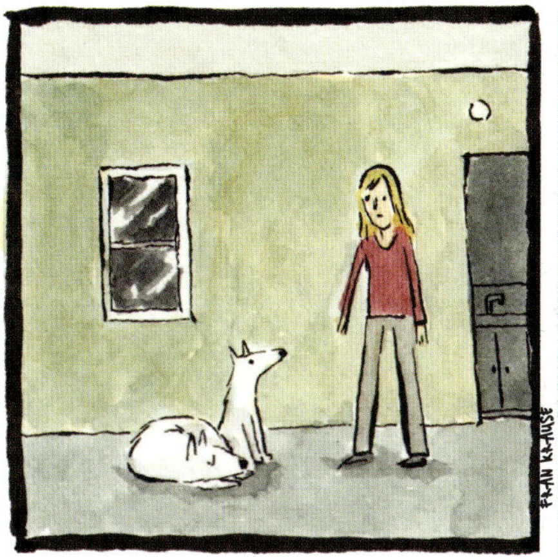

NACH MEINEN HUNDEN -

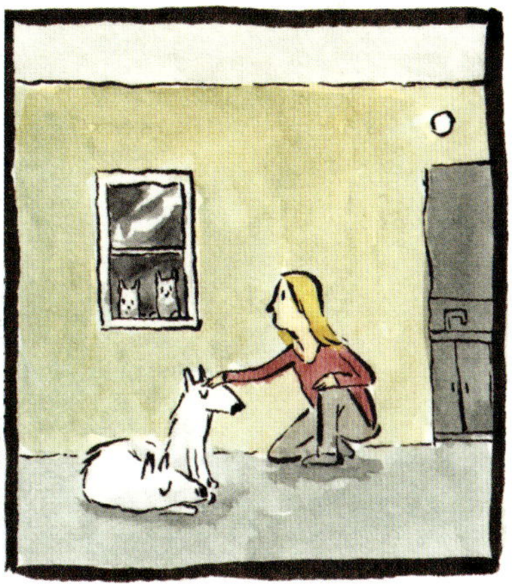

FÜR DEN FALL,
DASS DIE DRAUSSEN
FORMWANDLER SIND.

ANGST #32

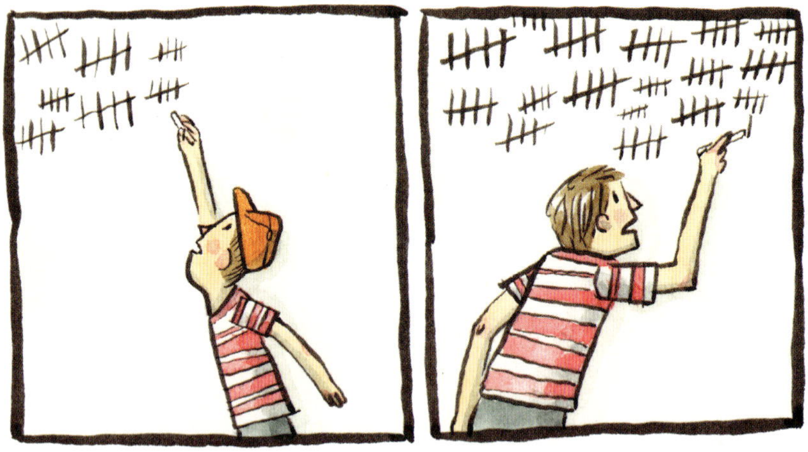

MEINE GROSSMUTTER ERZÄHLTE MIR ALS KIND, DASS JEDER EINE BESTIMMTE ANZAHL ATEMZÜGE HAT.

WIE VIELE, WEISS MAN NICHT, ABER WENN SIE AUFGEBRAUCHT SIND, STIRBT MAN.

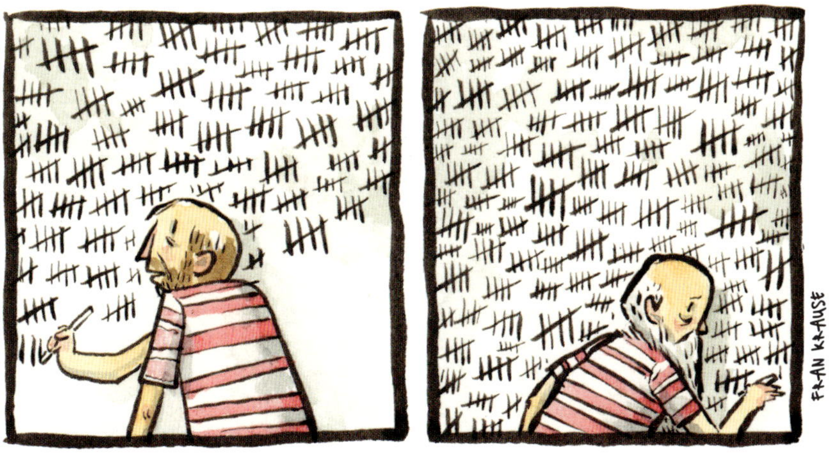

SEITHER ATME ICH IMMER GANZ LANGSAM,

DAMIT JEDER ATEMZUG LANGE HÄLT.

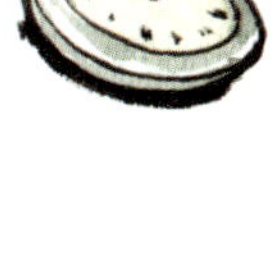

ANGST #33

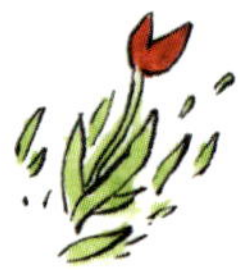

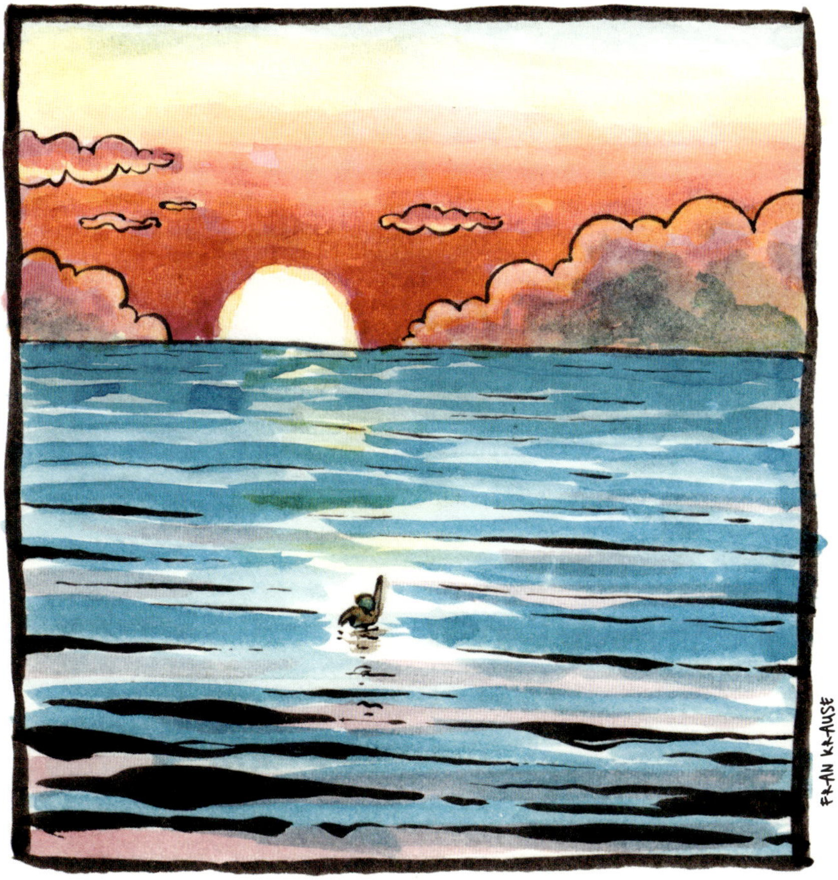

ICH HABE ANGST, VON EINER WELLE HERUMGEDREHT
ZU WERDEN UND DANN NICHT ZU MERKEN, DASS
ICH STATT AN LAND WEITER AUFS MEER HINAUS
SCHWIMME.

ANGST #34

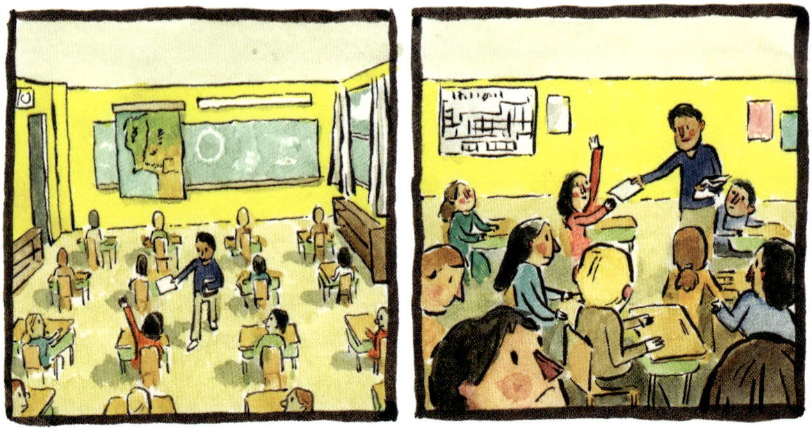

ICH HABE ANGST, WENN DER LEHRER ARBEITEN AUSTEILT.

NICHT WEGEN MEINER NOTE.

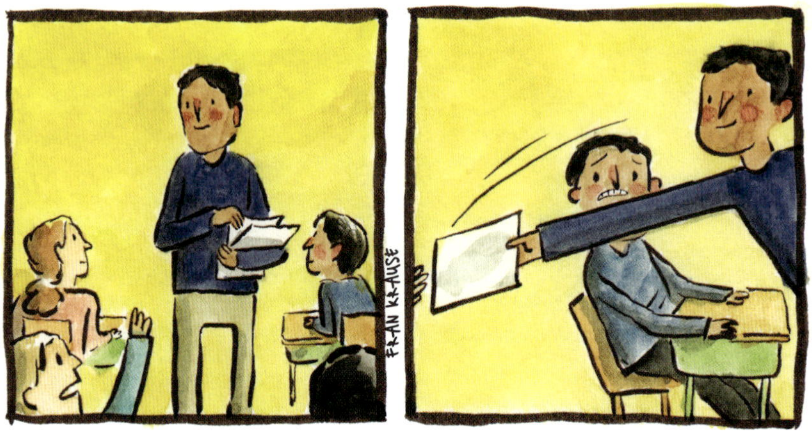

DER LEHRER HÄLT DEN STAPEL AUF AUGENHÖHE

UND ICH AHNE BÖSE PAPIERSCHNITTWUNDEN.

ANGST #35

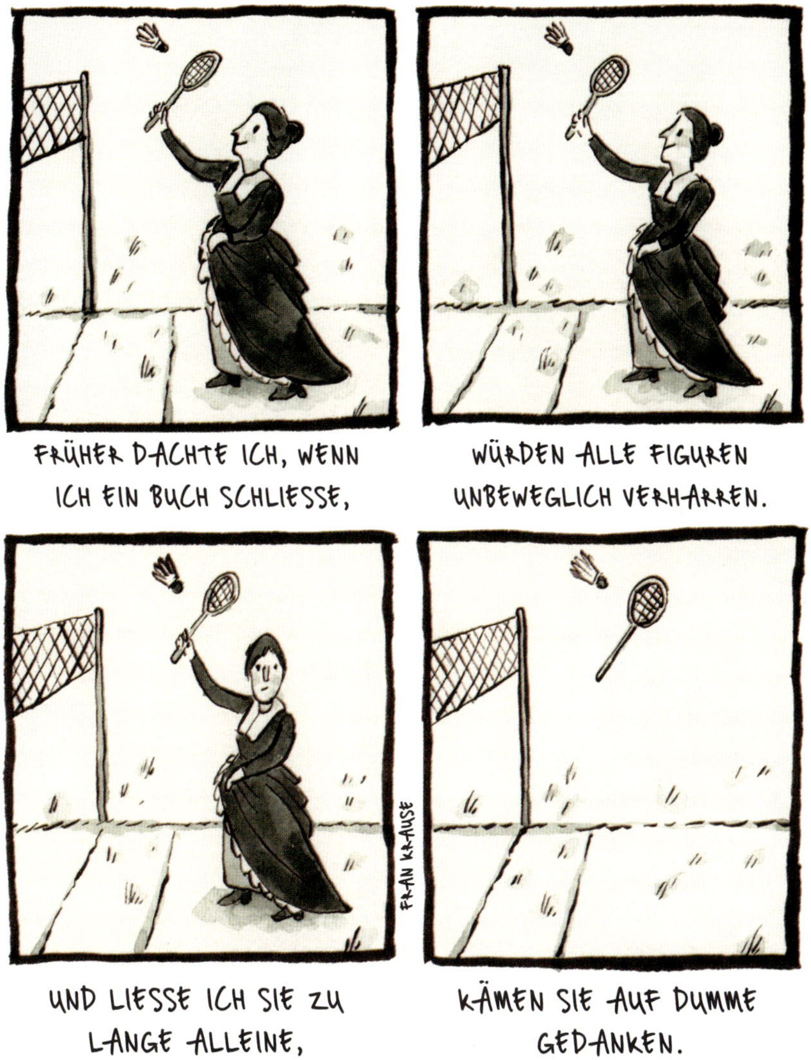
FRÜHER DACHTE ICH, WENN ICH EIN BUCH SCHLIESSE,
WÜRDEN ALLE FIGUREN UNBEWEGLICH VERHARREN.
UND LIESSE ICH SIE ZU LANGE ALLEINE,
KÄMEN SIE AUF DUMME GEDANKEN.
FRAN KRAUSE

ANGST #36

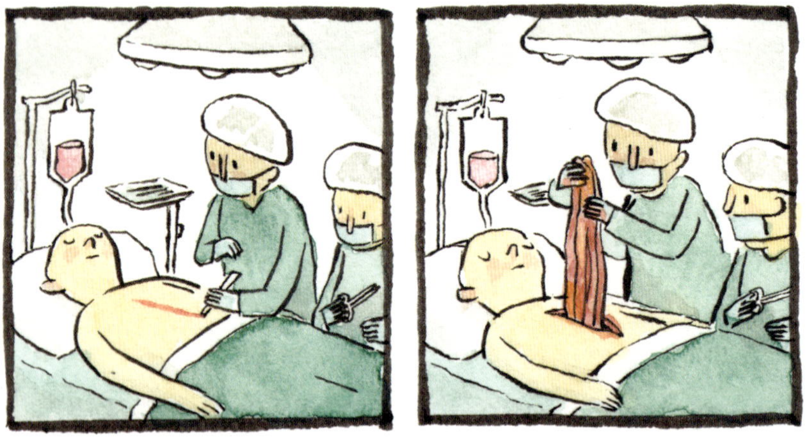

ICH HABE ANGST, DASS MITTEN IN DER OP

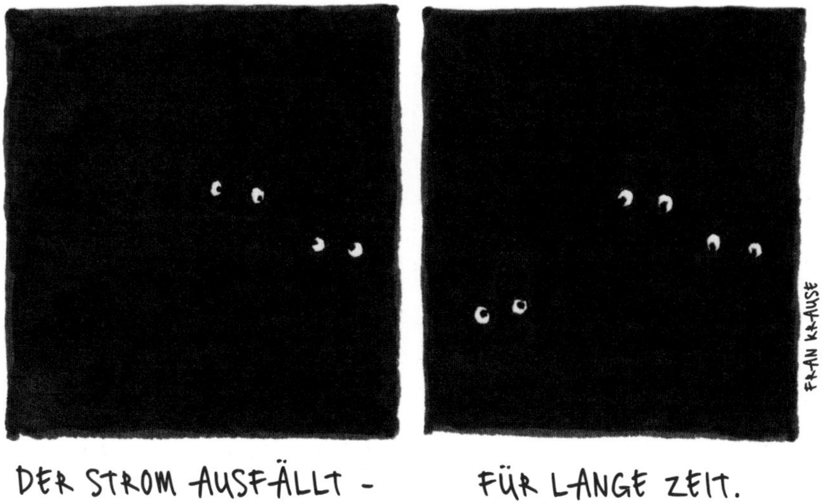
FRAN KRAUSE
DER STROM AUSFÄLLT -
FÜR LANGE ZEIT.

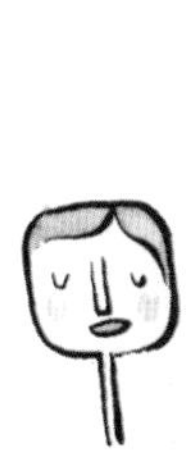

ANGST #37

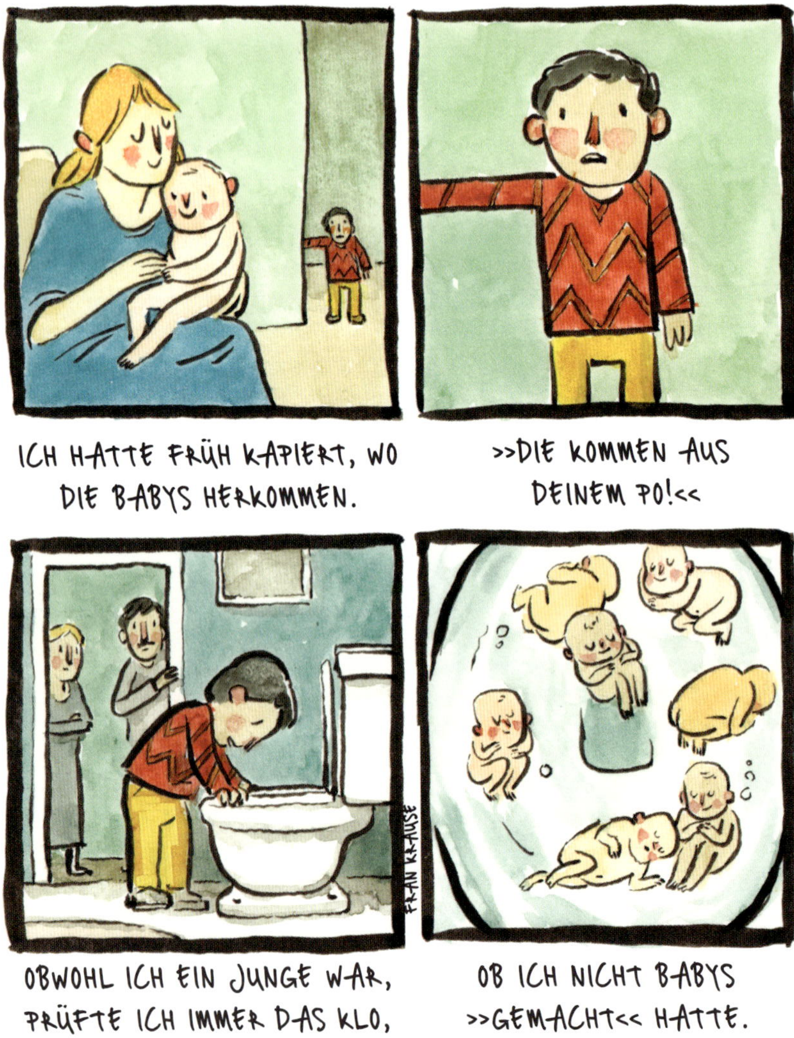
ICH HATTE FRÜH KAPIERT, WO DIE BABYS HERKOMMEN.
>>DIE KOMMEN AUS DEINEM PO!<<
OBWOHL ICH EIN JUNGE WAR, PRÜFTE ICH IMMER DAS KLO,
OB ICH NICHT BABYS >>GEMACHT<< HATTE.
FRAN KRAUSE

ANGST #38

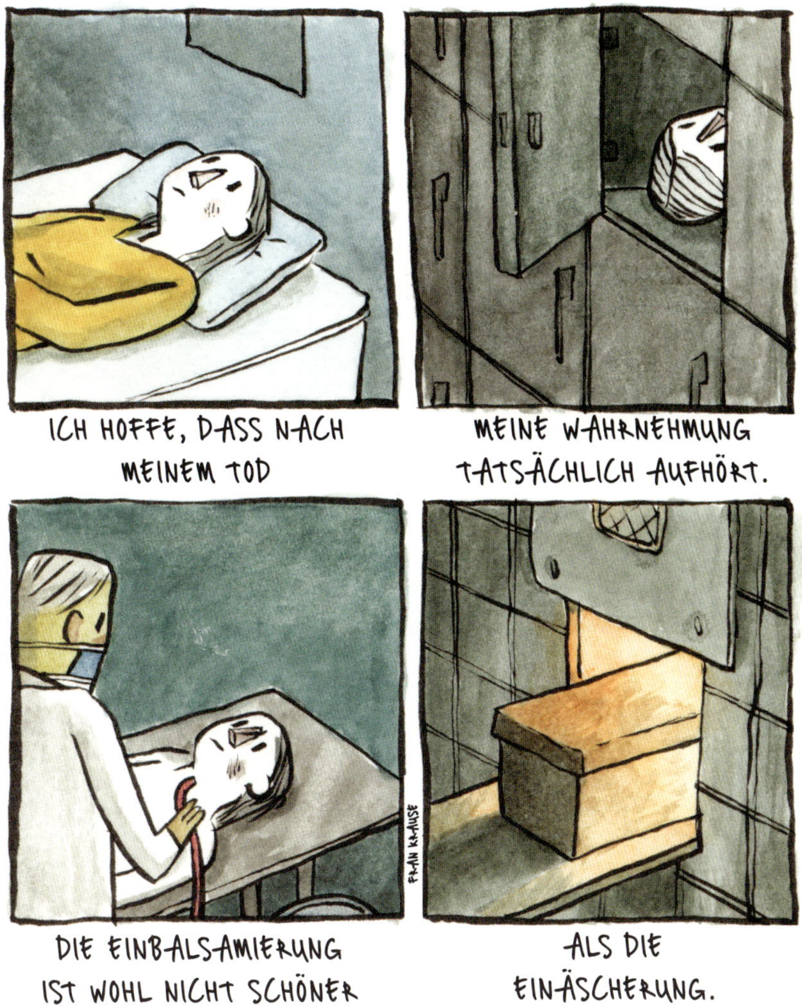
ICH HOFFE, DASS NACH MEINEM TOD
MEINE WAHRNEHMUNG TATSÄCHLICH AUFHÖRT.
DIE EINBALSAMIERUNG IST WOHL NICHT SCHÖNER
ALS DIE EINÄSCHERUNG.
FRAN KRAUSE

ANGST #39

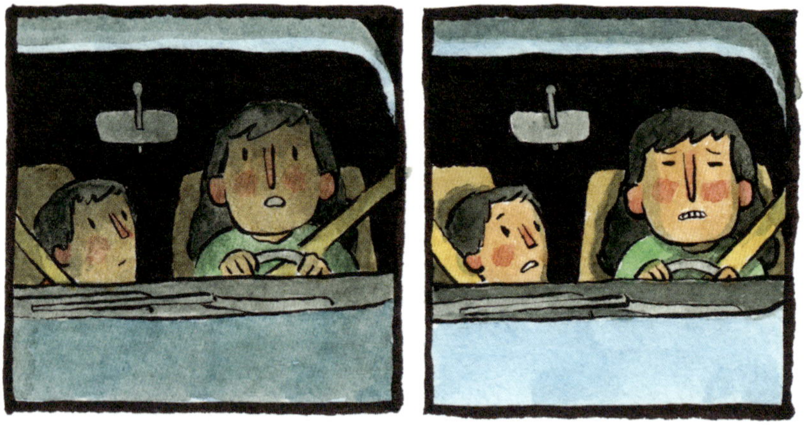

MEINE MUTTER SAGTE: >>BEIM AUTOFAHREN SIND HELLE LICHTER GEFÄHRLICH.

DURCH HOHE SCHEINWERFER KANN MAN GEBLENDET WERDEN.<<

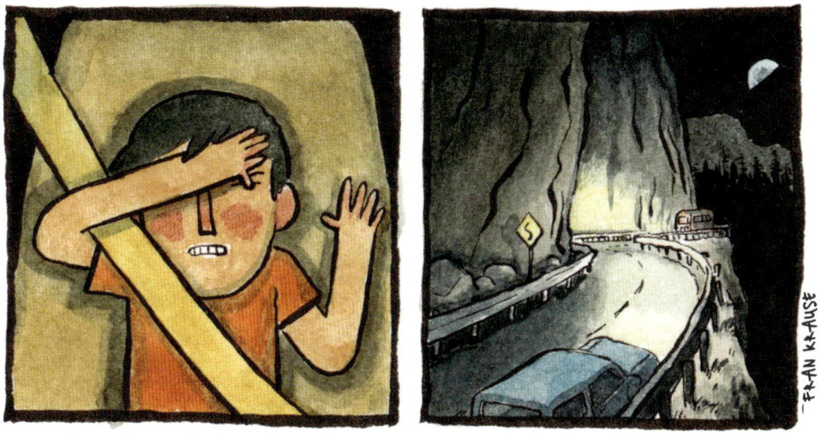

ICH VERSTAND >>BLIND WERDEN<<, SCHLOSS DIE AUGEN UND MACHTE MICH BEREIT

DAS STEUER ZU ÜBERNEHMEN, FALLS MEINE MUTTER BLIND WÜRDE.

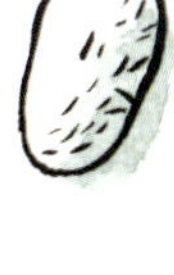

ANGST #40

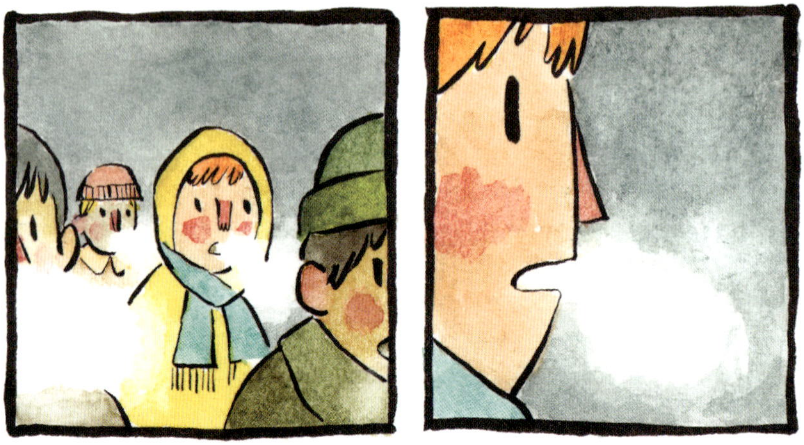

IN DER KALTEN WINTERLUFT

SIEHT MAN DEN ATEM.

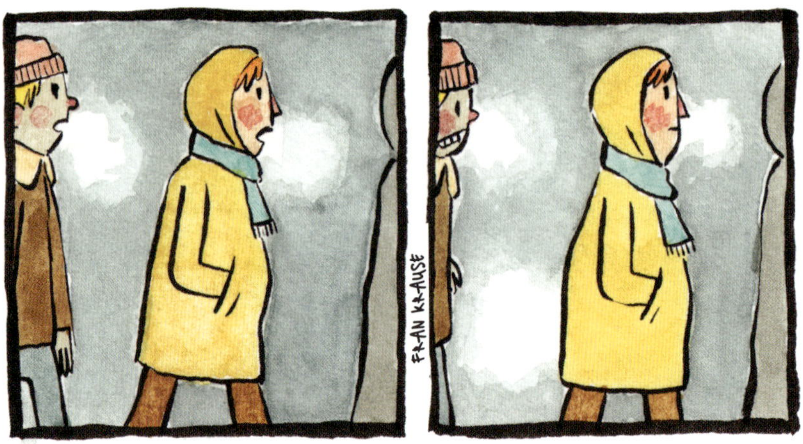

ICH HOFFE, DASS MAN

NICHT AUCH MEINE FÜRZE SIEHT.

ANGST #41

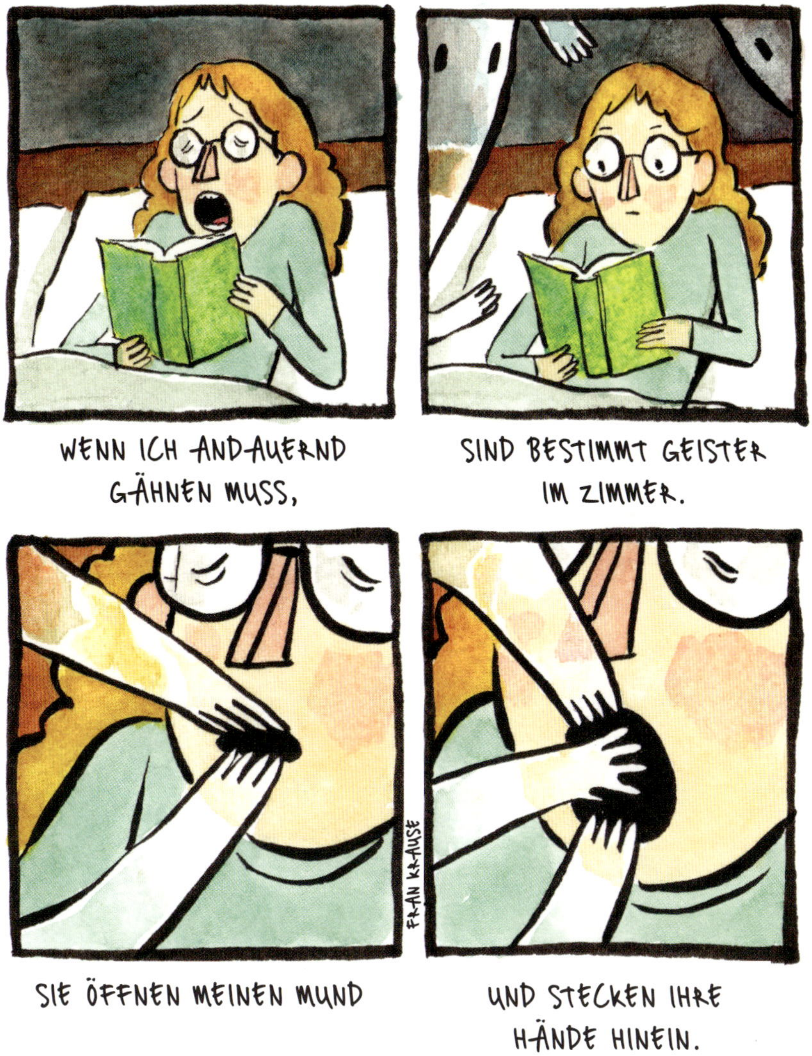
WENN ICH ANDAUERND GÄHNEN MUSS,
SIND BESTIMMT GEISTER IM ZIMMER.
SIE ÖFFNEN MEINEN MUND
UND STECKEN IHRE HÄNDE HINEIN.
FRAN KRAUSE

ANGST #42

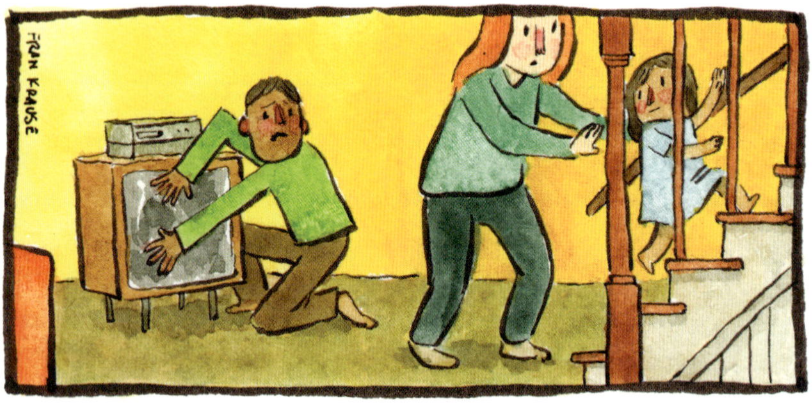

ICH DURFTE ALS KIND NICHT >>DRACULA<< SEHEN, WEIL DER FILM ALS ZU GRUSELIG GALT.

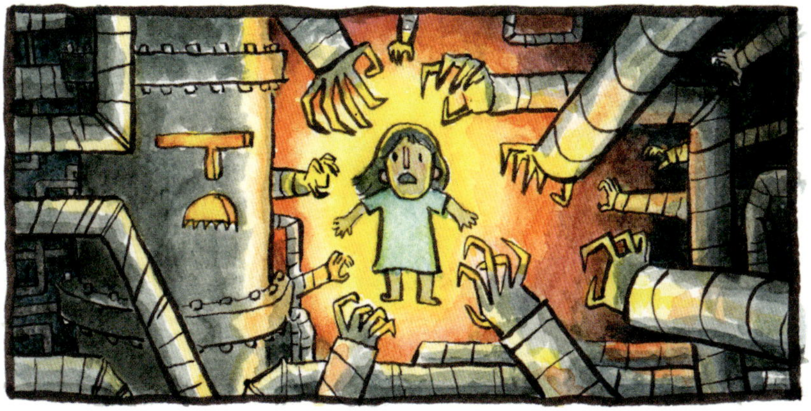

TROTZDEM HATTE ICH NACHTS ALBTRÄUME VON DRACULA ALS RIESIGEM ROBOTER – ICH WUSSTE JA NICHT, WAS EIN >>DRACULA<< WAR.

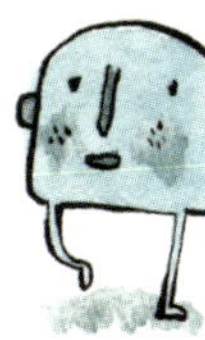

ANGST #43

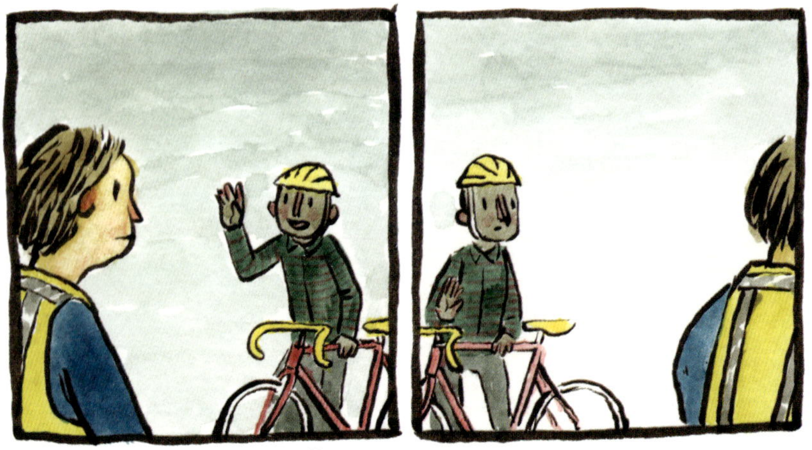

WENN ICH JEMANDEN GRÜSSE UND KEINE REAKTION ERHALTE,

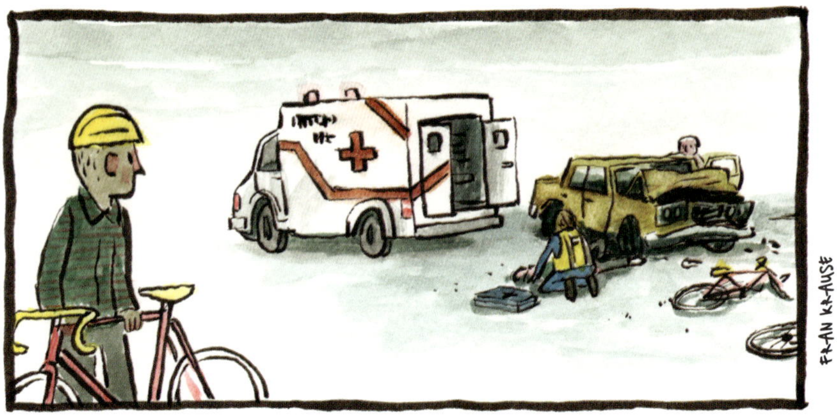

FÜRCHTE ICH, ICH BIN TOT UND WEISS ES NUR NICHT.

ANGST #44

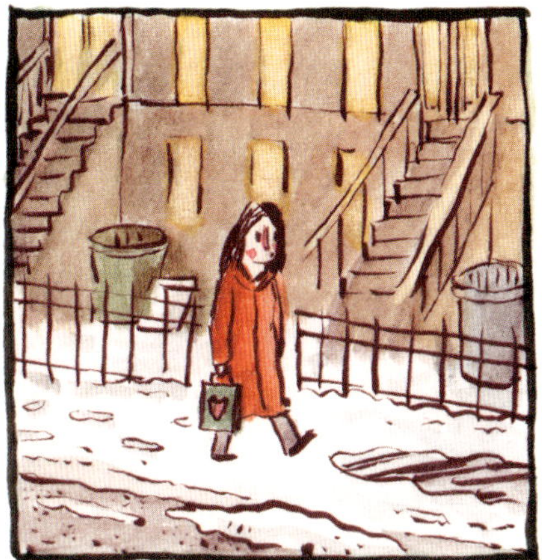

WENN DIE STRASSEN EISGLATT SIND,

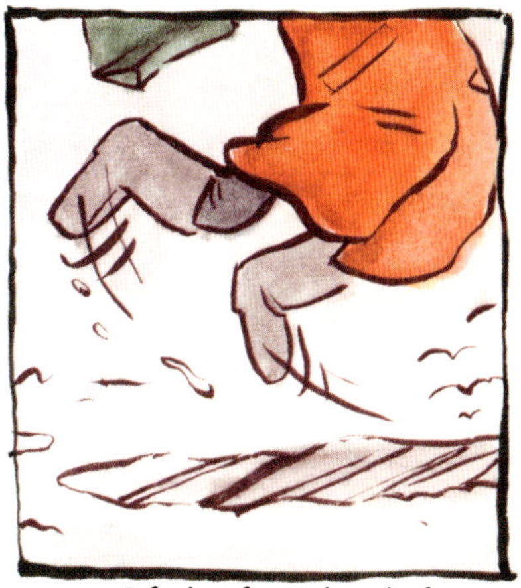

RUTSCHE ICH VIELLEICHT AUS.

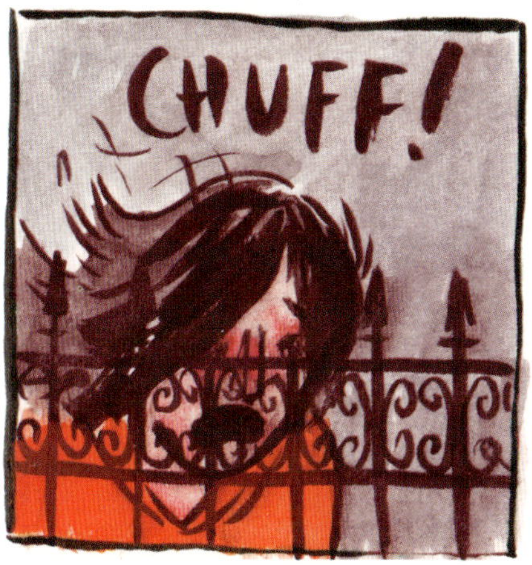

ZAUNSPITZEN BOHREN SICH IN MEINE AUGEN,

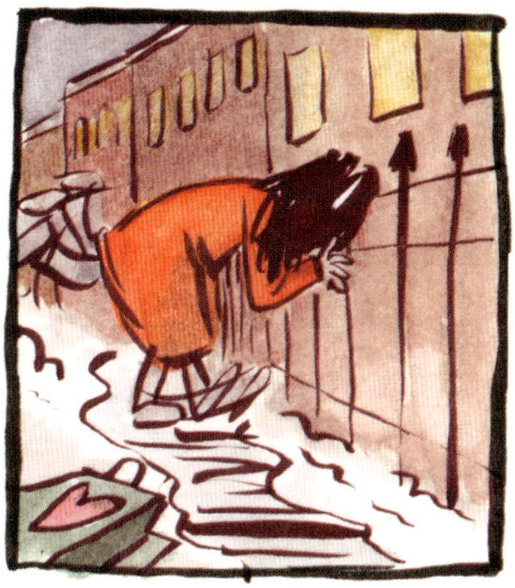

FRAN KRAUSE

UND WEGEN DER GLÄTTE BLEIBE ICH HÄNGEN.

ANGST #45

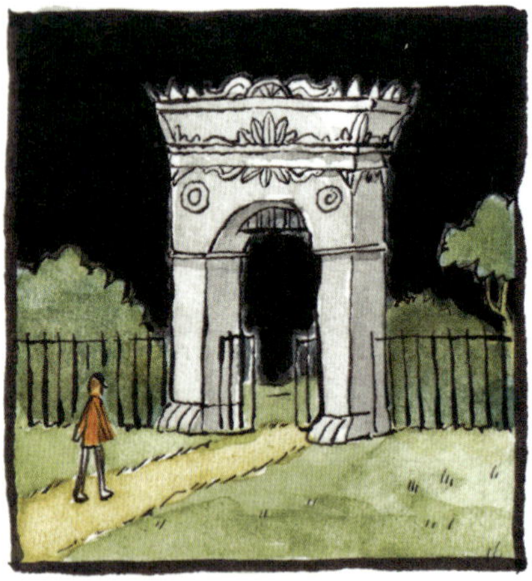

AM EINGANG MEINER SCHULE STEHT EIN ALTER TORBOGEN.

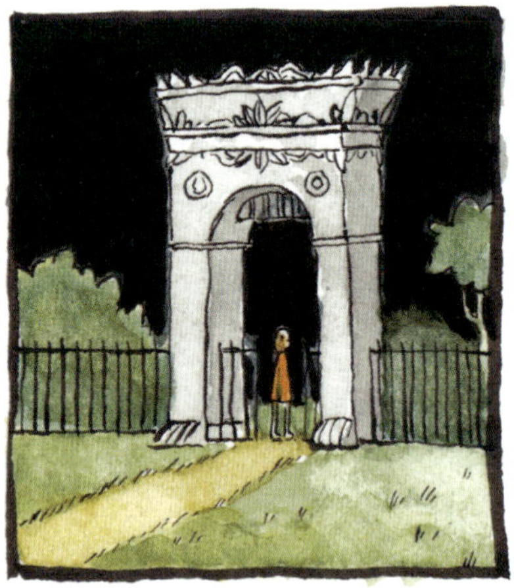

WENN DU NACHTS MIT GESCHLOSSENEN AUGEN DARUNTER STEHST,

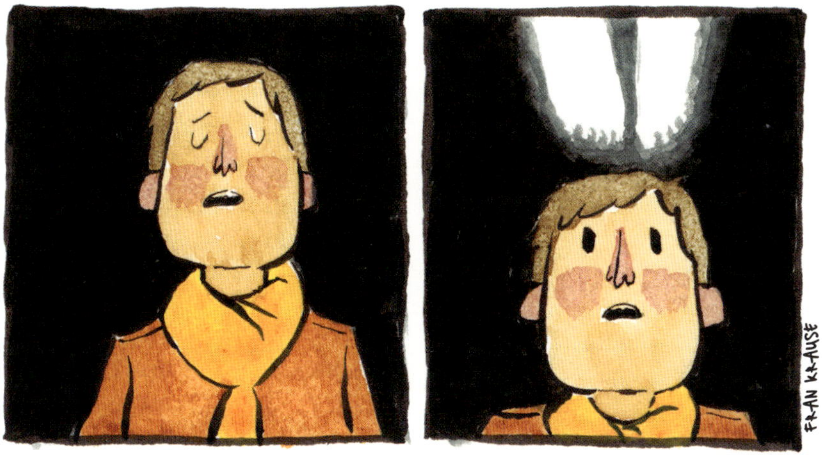

SPÜRST DU EIN TÄTSCHELN AUF DEINEM KOPF.

ES IST DER STUDENT, DER SICH VOR LANGER ZEIT AN DEM TOR ERHÄNGT HAT.

ANGST #46

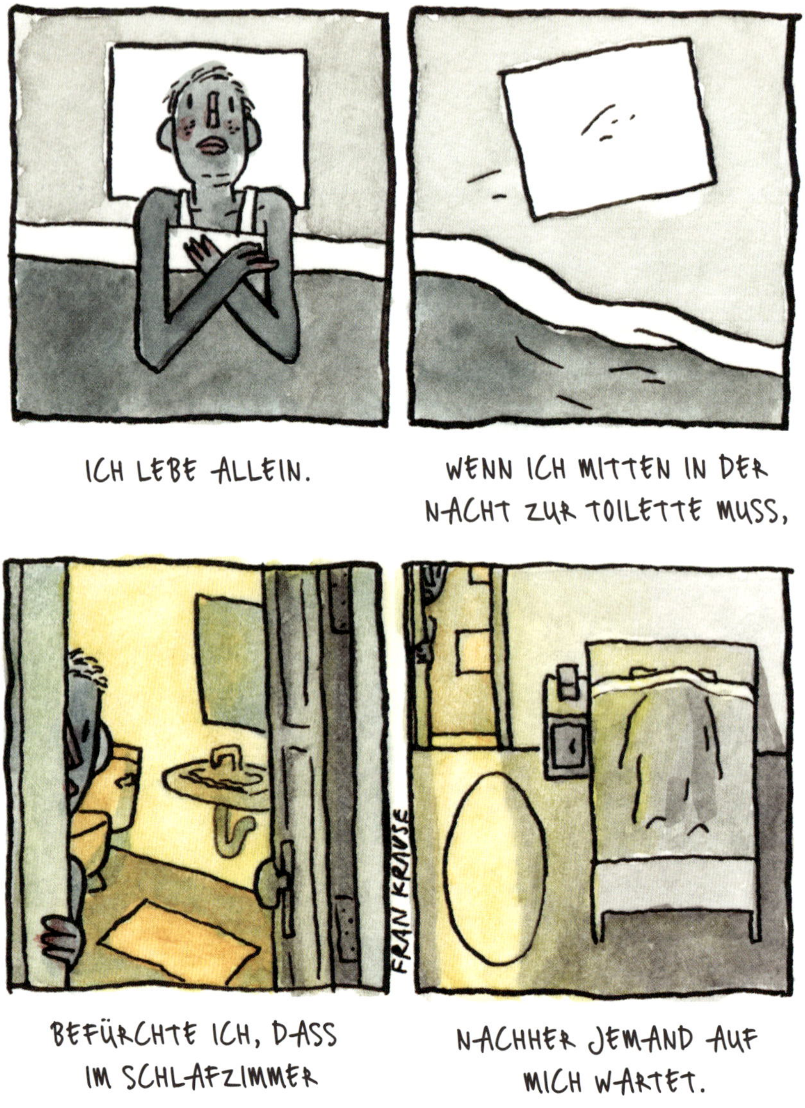
ICH LEBE ALLEIN.
WENN ICH MITTEN IN DER NACHT ZUR TOILETTE MUSS,
BEFÜRCHTE ICH, DASS IM SCHLAFZIMMER
FRAN KRAUSE
NACHHER JEMAND AUF MICH WARTET.

ANGST #47

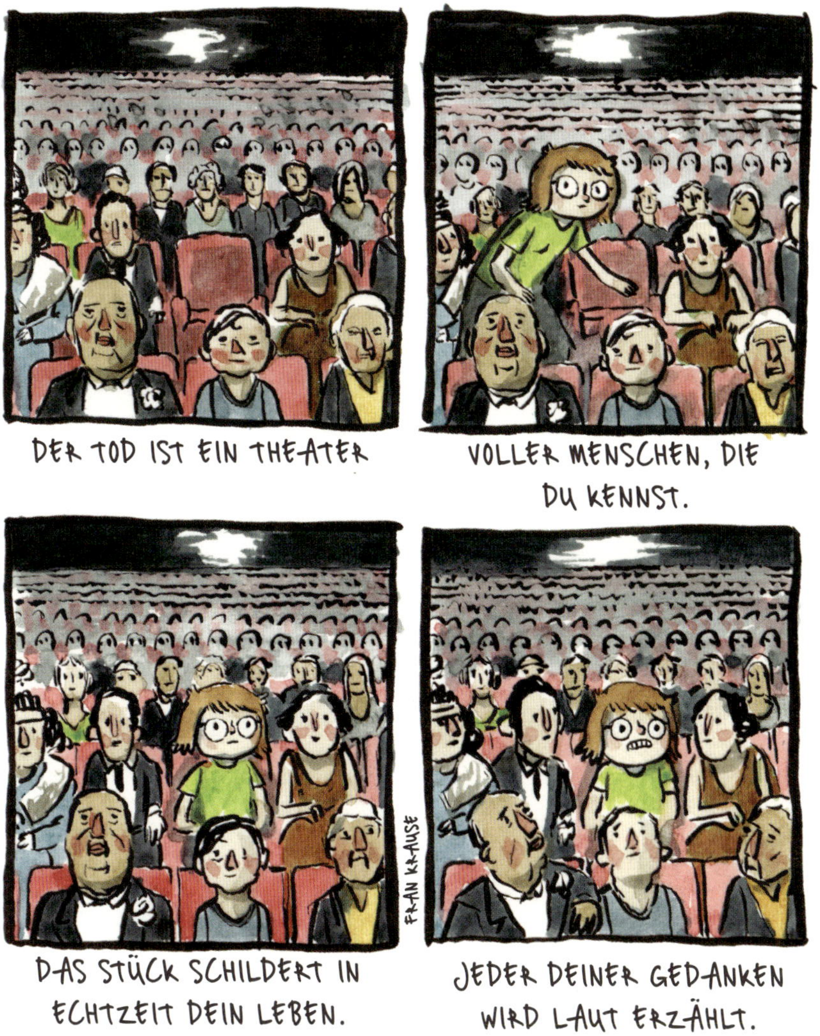
DER TOD IST EIN THEATER
VOLLER MENSCHEN, DIE DU KENNST.
DAS STÜCK SCHILDERT IN ECHTZEIT DEIN LEBEN.
JEDER DEINER GEDANKEN WIRD LAUT ERZÄHLT.
FRAN KRAUSE

ANGST #48

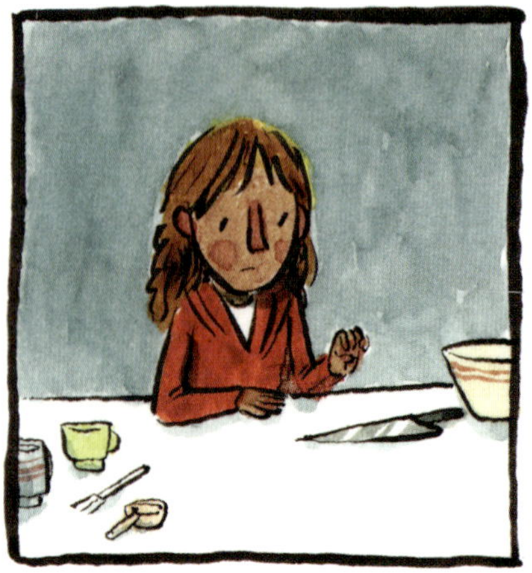

ICH MAG KEINE SCHARFEN MESSER IN MEINER NÄHE.

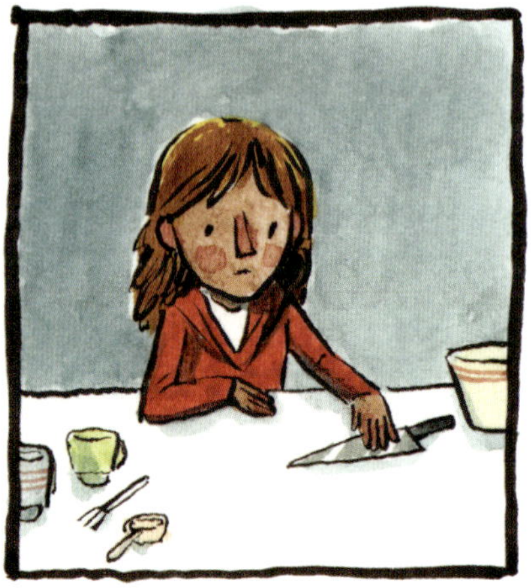

ICH SCHIEBE SIE WEG,

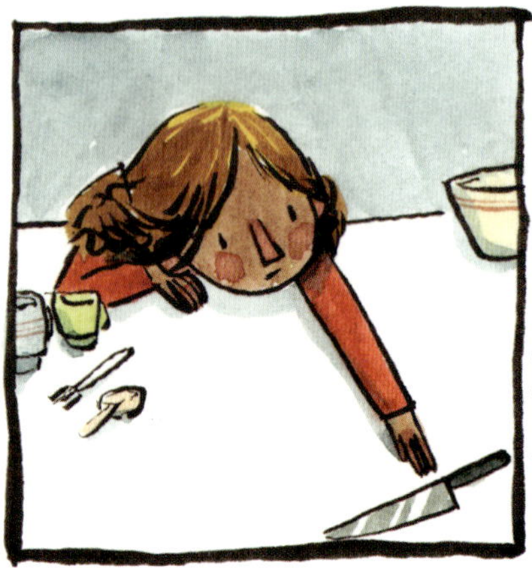

BIS SIE AUSSER REICHWEITE SIND.

FRAN KRAUSE

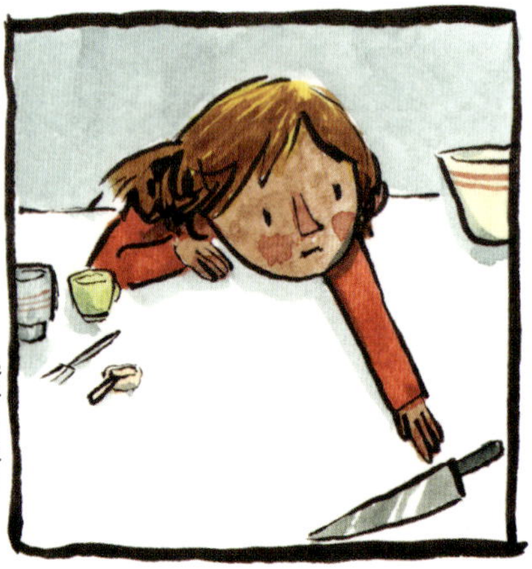

ANGST #49

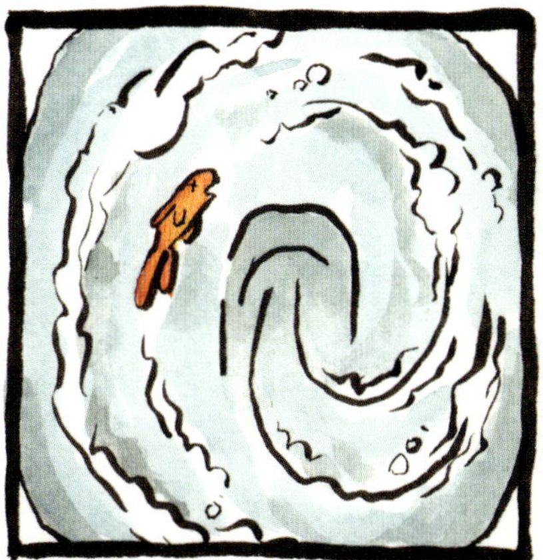

MEINE ELTERN SPÜLTEN EINEN FISCH DAS KLO HINUNTER.

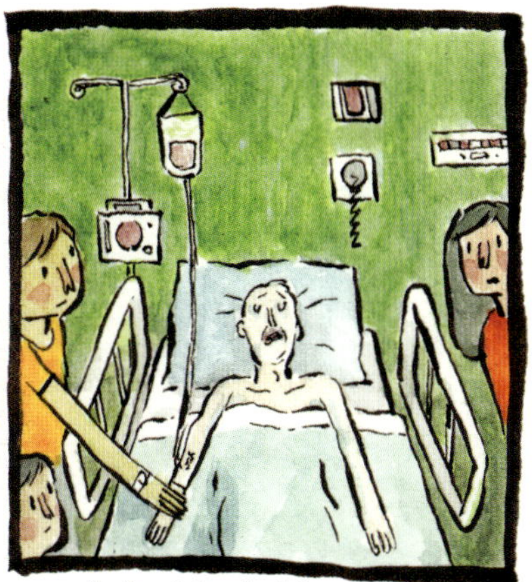

DANACH DACHTE ICH,

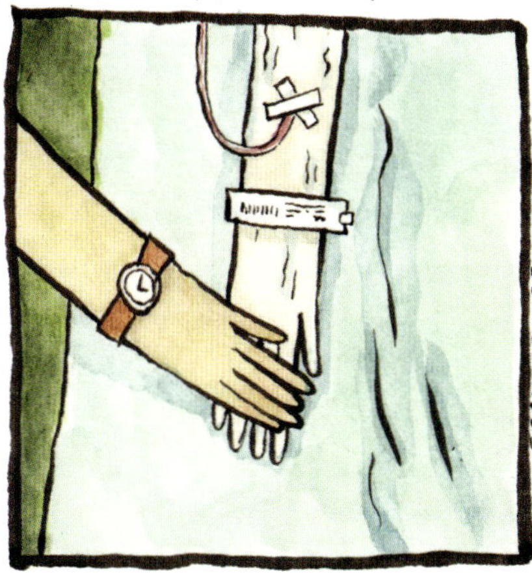

DASS TOTE MENSCHEN

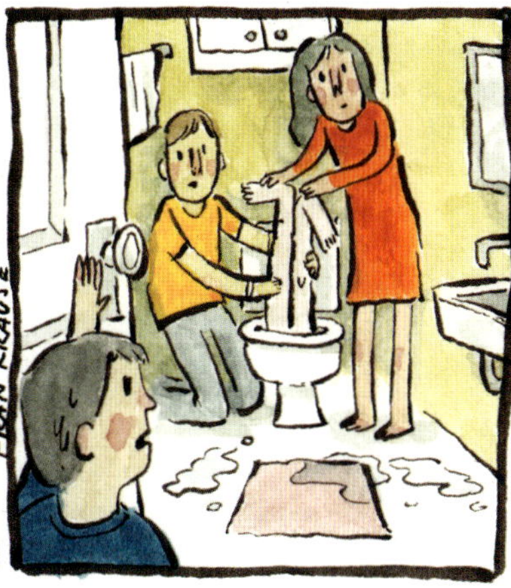

AUCH DURCH DIE TOILETTE ENTSORGT WÜRDEN.

ANGST #50

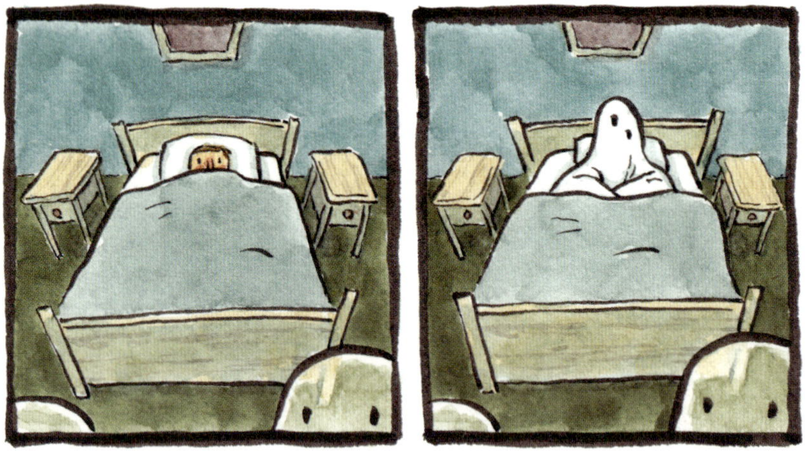

ICH MUSS ZUR TOILETTE, ABER MEIN ZIMMER IST VOLLER GEISTER.

ICH TARNE MICH MIT MEINEN LAKEN,

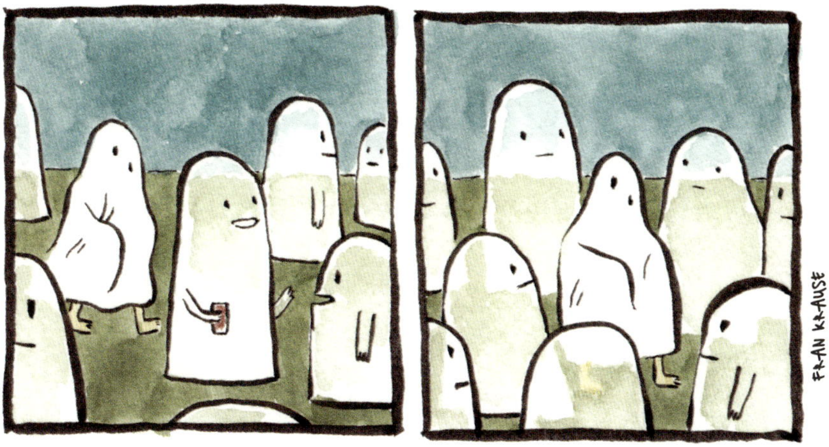

DAMIT ICH UNTER IHNEN UNERKANNT BLEIBE.

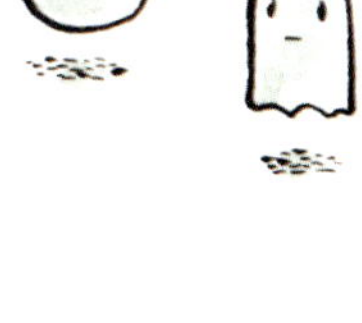

ANGST #51

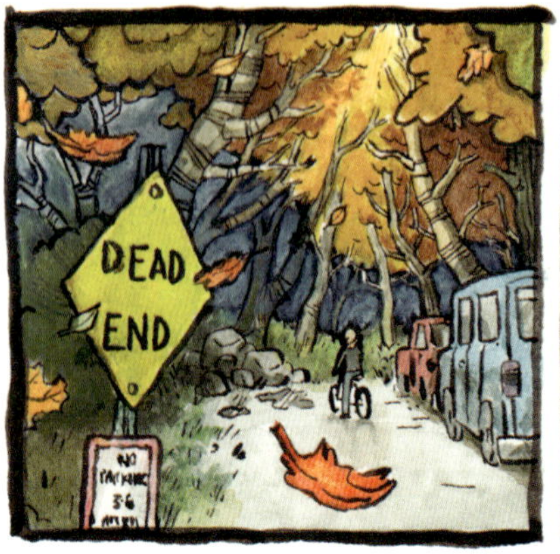

IN MEINER STRASSE
WOHNTEN GEISTER.

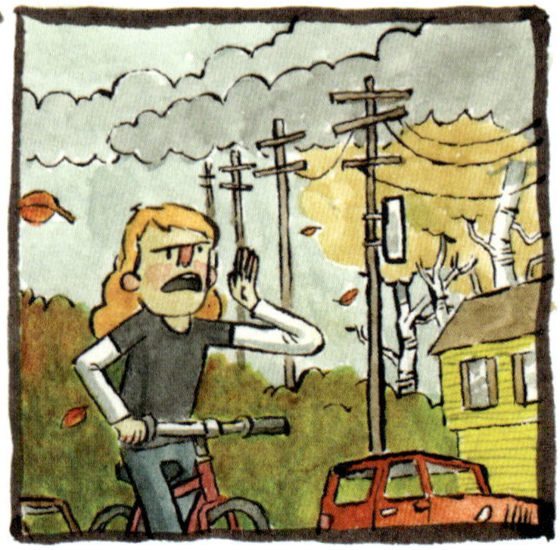

ICH RIEF EIN WETTRENNEN
AUS:

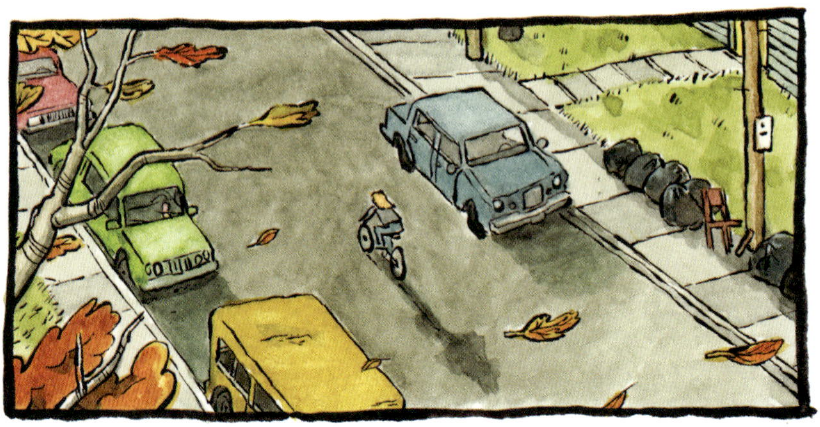

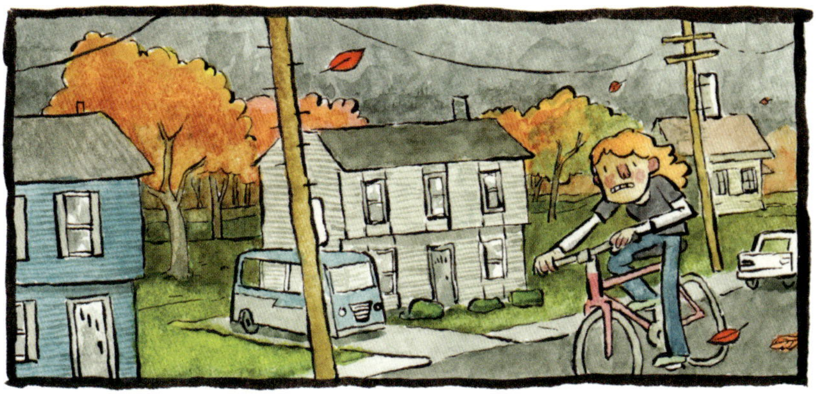

WÄREN SIE ZUERST AN MEINEM HAUS, DÜRFTEN SIE DORT WOHNEN BLEIBEN.

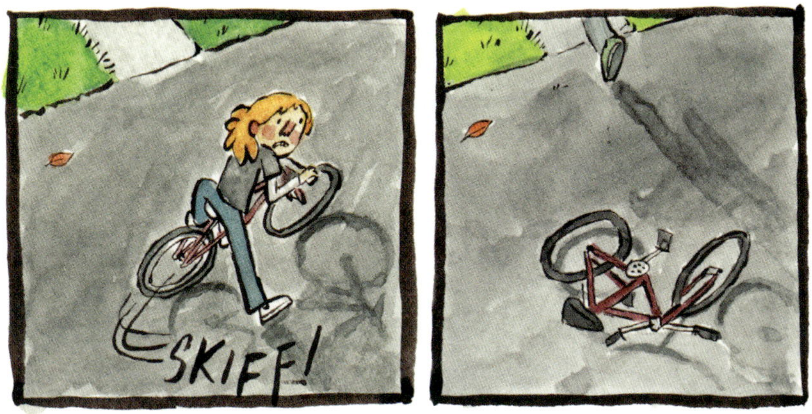

FORTSETZUNG ...

… FORTSETZUNG

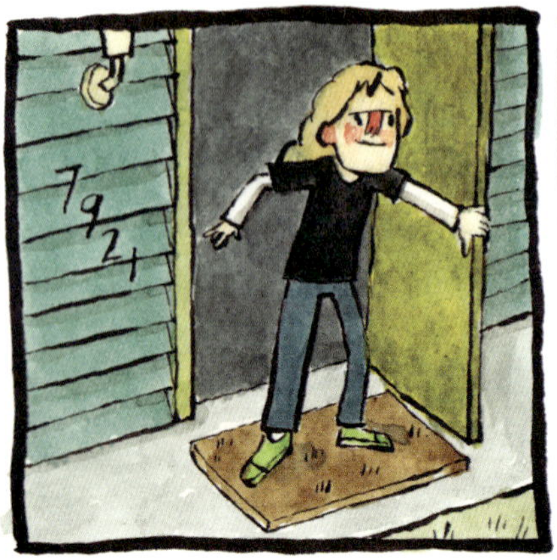

ICH HIELT INNE, UM ZU SCHAUEN, WO DIE GEISTER BLIEBEN.

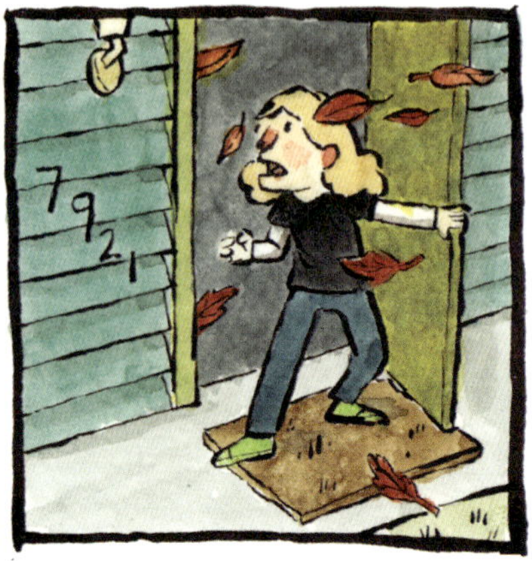

DA WEHTE EINE STARKE BÖE AN MIR VORBEI DURCH DIE TÜR.

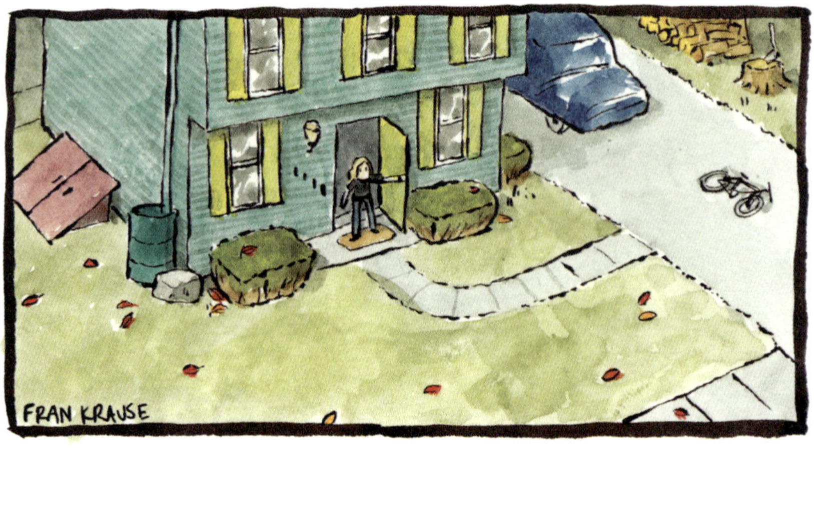

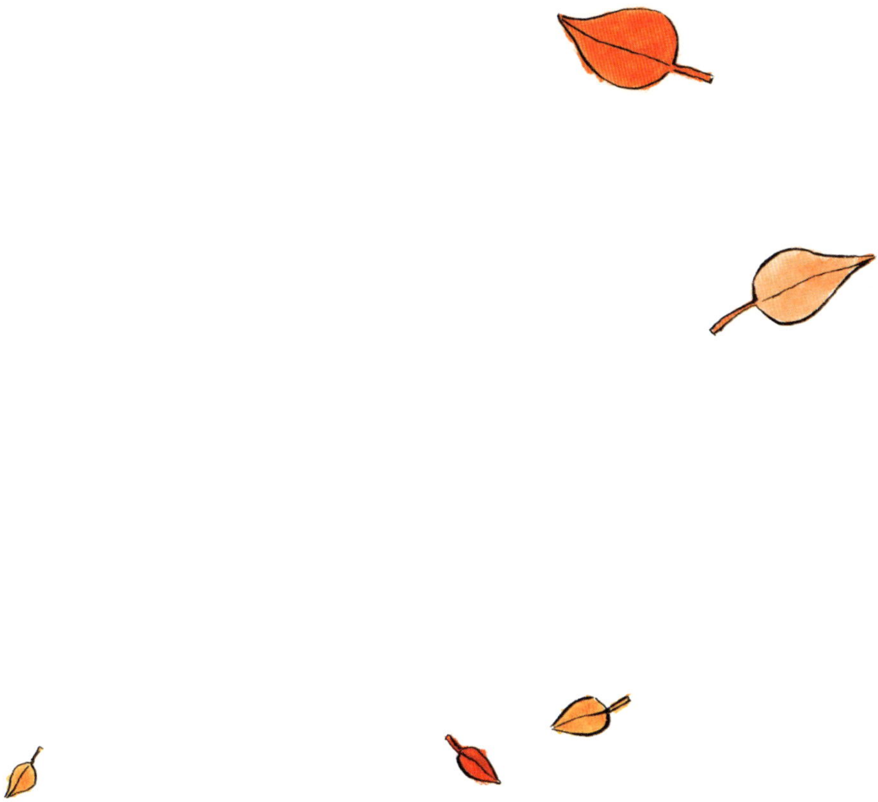

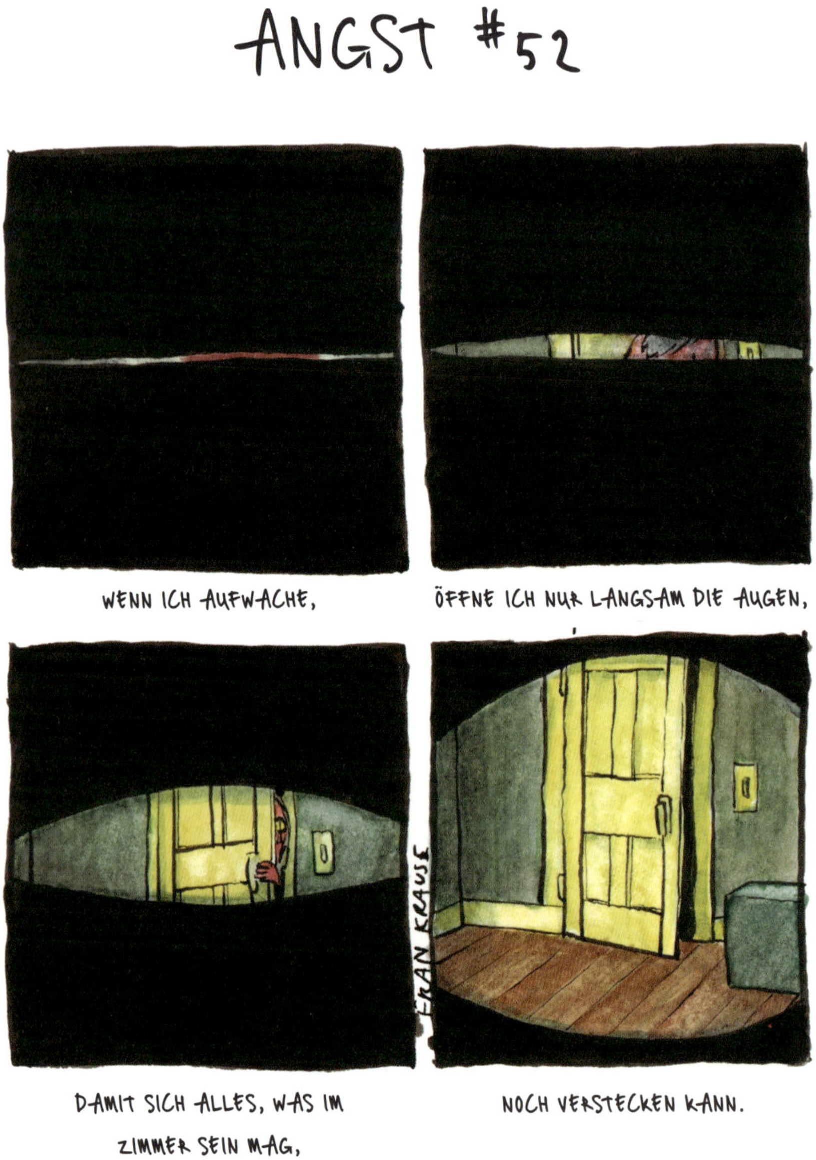
ANGST #52
WENN ICH AUFWACHE,
ÖFFNE ICH NUR LANGSAM DIE AUGEN,
DAMIT SICH ALLES, WAS IM ZIMMER SEIN MAG,
NOCH VERSTECKEN KANN.
ERAN KRAUSE

ANGST #53

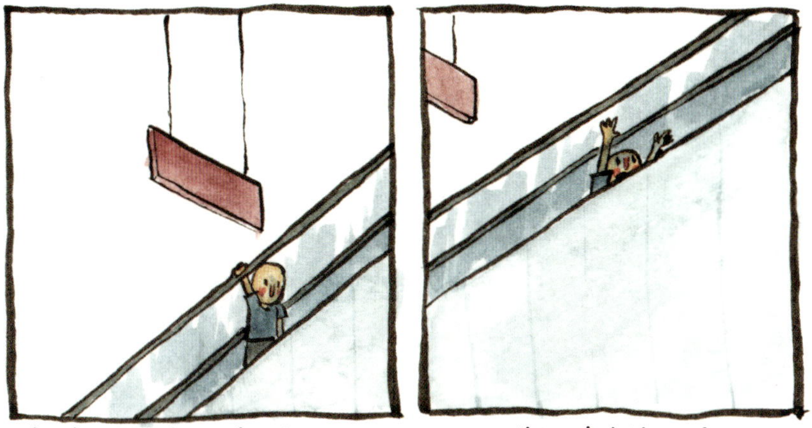

MEINE MUTTER SAGTE: WENN ICH MIT OFFENEN SCHUHEN ROLLTREPPE FAHRE,

ZIEHT DIESE MICH AN DEN SCHNÜRSENKELN NACH UNTEN.

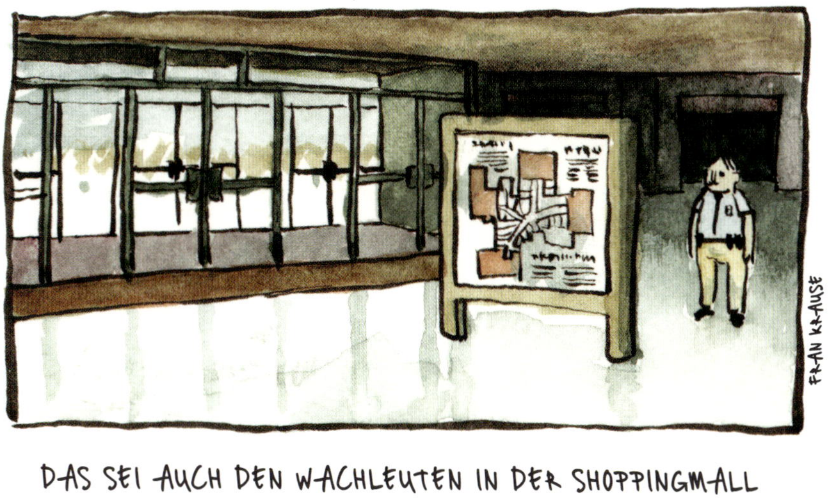

DAS SEI AUCH DEN WACHLEUTEN IN DER SHOPPINGMALL PASSIERT, DIE NUN FÜR IMMER DORT BLEIBEN MÜSSTEN.

ANGST #54

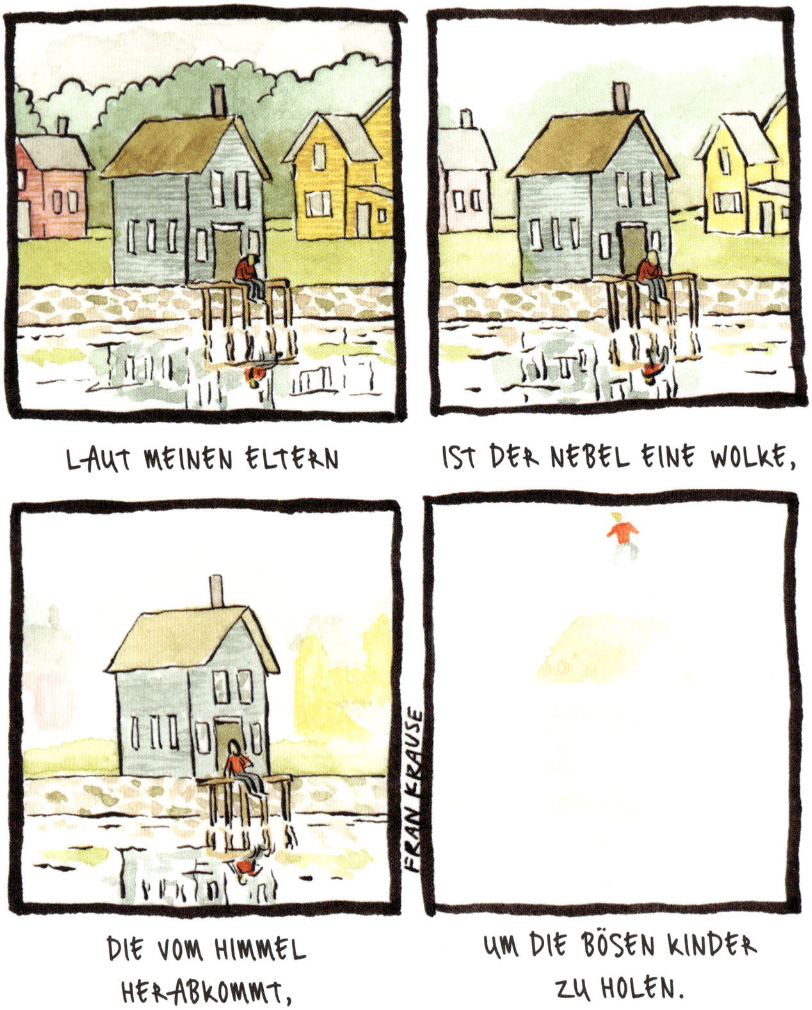
LAUT MEINEN ELTERN
IST DER NEBEL EINE WOLKE,
DIE VOM HIMMEL HERABKOMMT,
UM DIE BÖSEN KINDER ZU HOLEN.
FRAN KRAUSE

ANGST #55

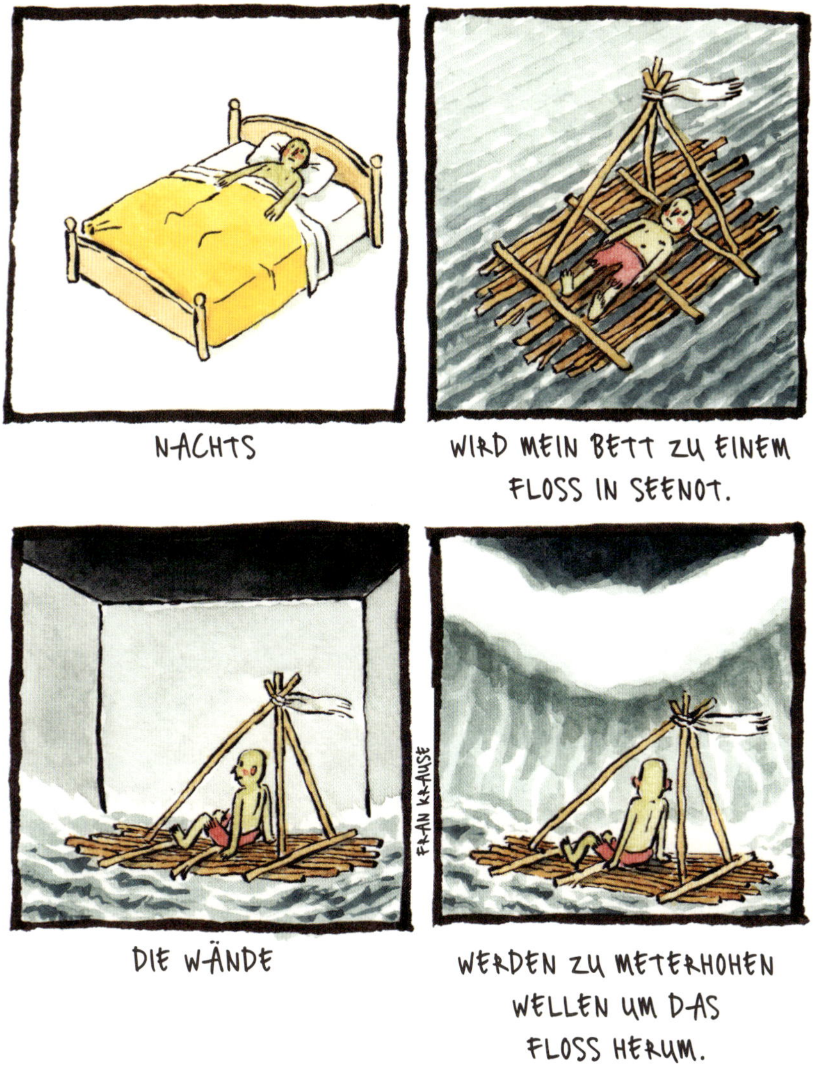
NACHTS
WIRD MEIN BETT ZU EINEM FLOSS IN SEENOT.
DIE WÄNDE
WERDEN ZU METERHOHEN WELLEN UM DAS FLOSS HERUM.
FRAN KRAUSE

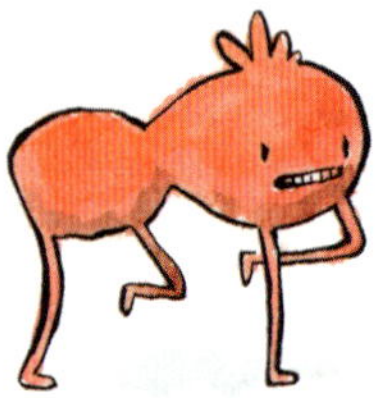

ANGST #56

JEDER VON UNS HAT SEINEN PERSÖNLICHEN TODESENGEL. SIE FOLGEN UNS AUF SCHRITT UND TRITT UND WARTEN DARAUF, UNS ZUR VORBESTIMMTEN ZEIT ZU TÖTEN. WENN SIE UNS DANN INS JENSEITS BEGLEITEN, WERDEN WIR SIE SEHEN KÖNNEN.

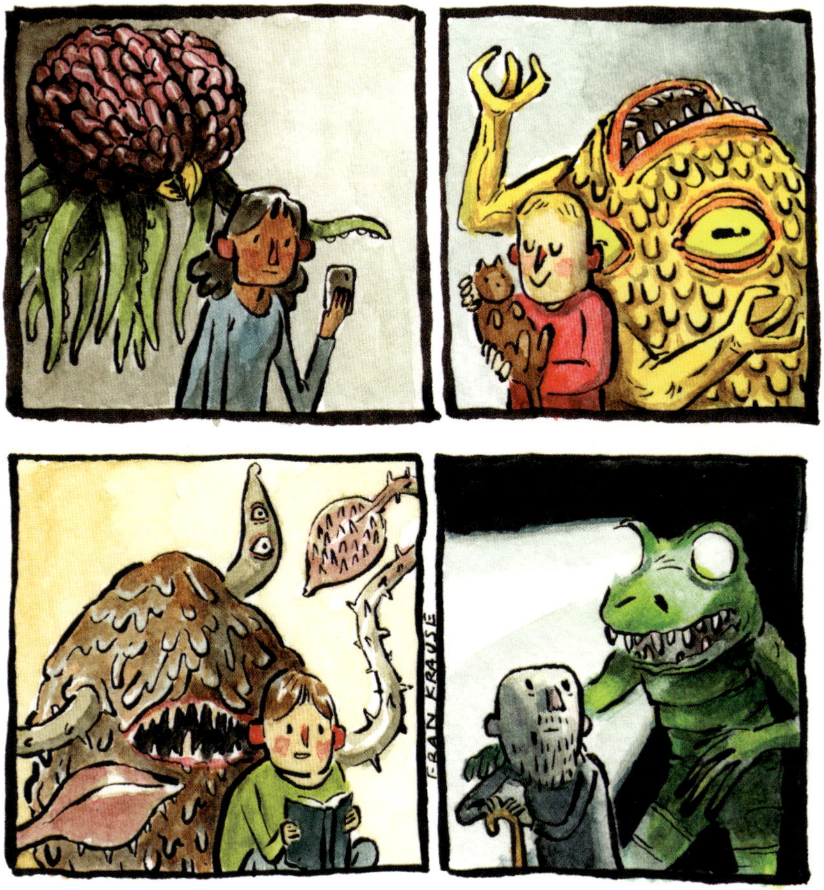
FRAN KRAUSE

ANGST #57

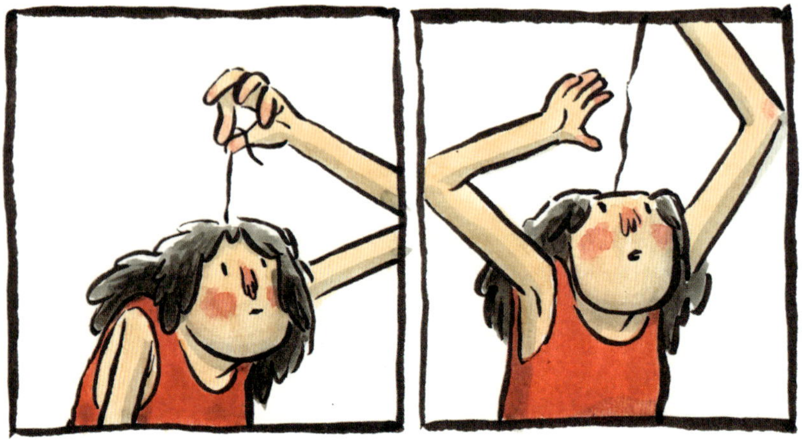

WENN ICH MIR EIN HAAR AUSREISSE, FÜRCHTE ICH, DASS ES IMMER LÄNGER WIRD UND ETWAS IN MIR AUFTRENNT.

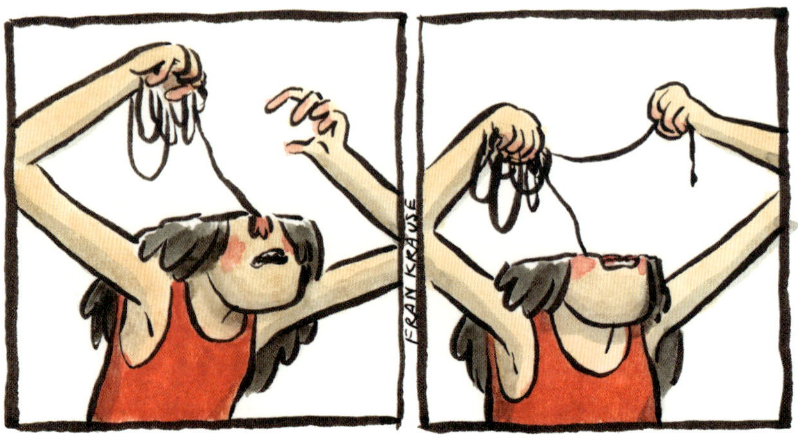

ANGST #58

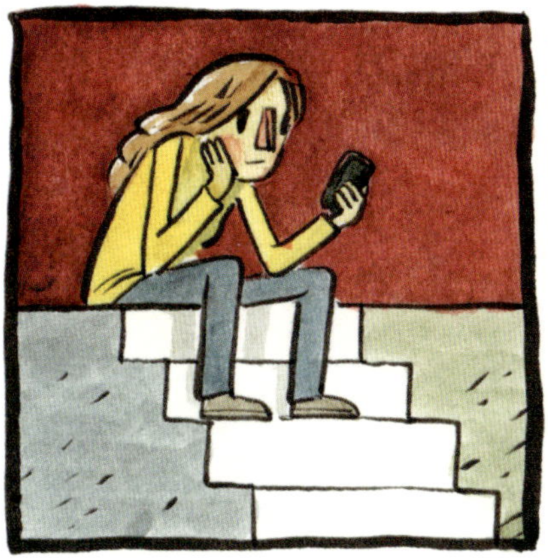

ICH WILL JEMANDEN AUF FACEBOOK STALKEN,

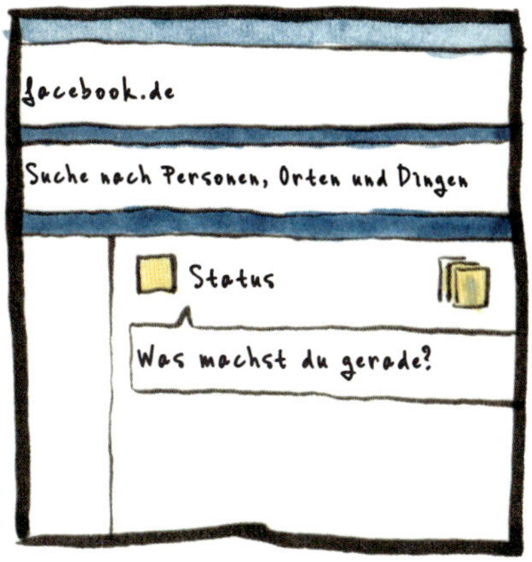

TIPPE DEN NAMEN ABER NICHT IN DER SUCHFUNKTION, SONDERN ALS STATUSMELDUNG EIN

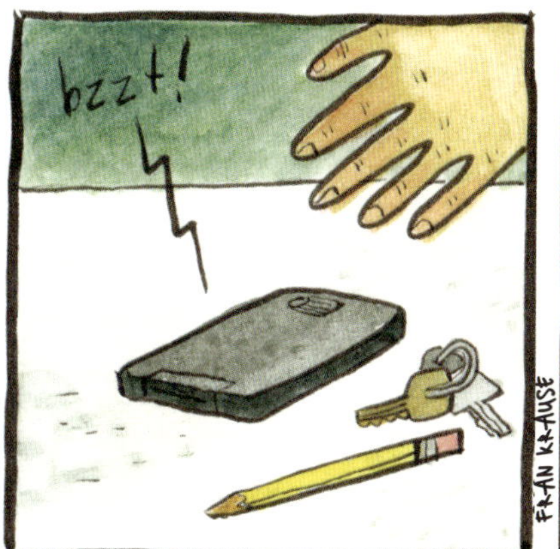

UND ER ERSCHEINT AUTOMATISCH IN ALLEN POSTS.

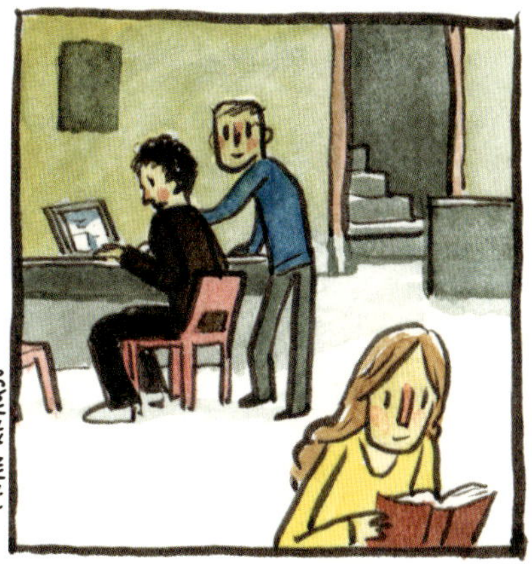

UND ICH BIN DER LETZTE, DER DAS MERKT.

ANGST #59

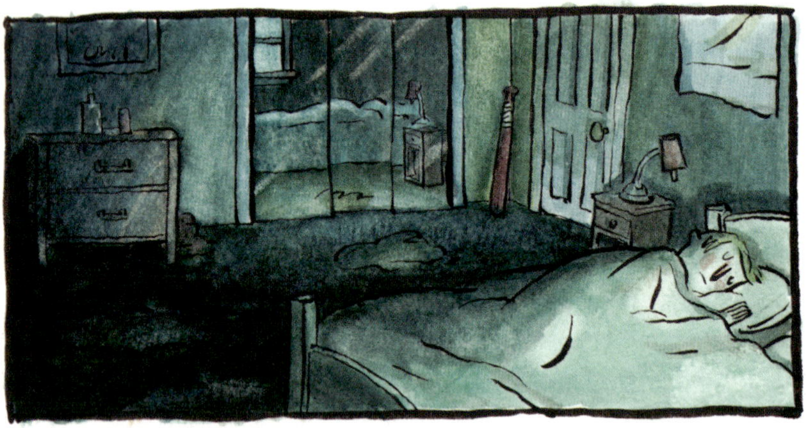

IN MEINEM SCHLAFZIMMER HÄNGT EIN SPIEGEL.
WENN ICH SCHLAFE,

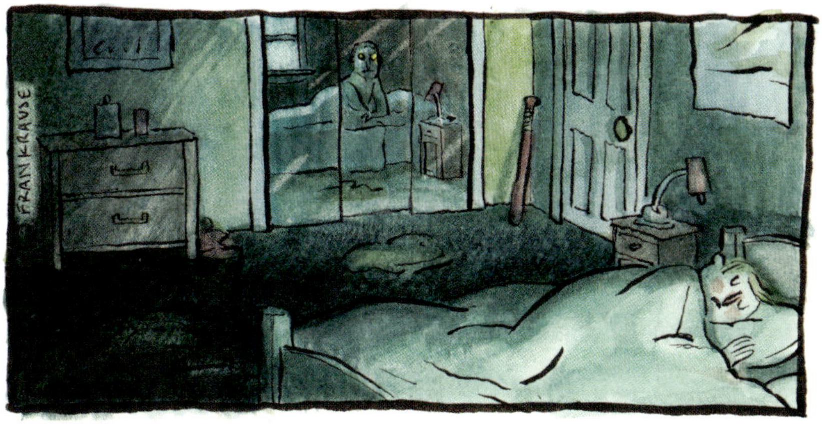

SIEHT MIR BESTIMMT MEIN SPIEGELBILD ZU ...

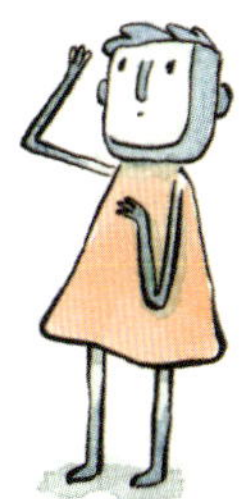

ANGST #60

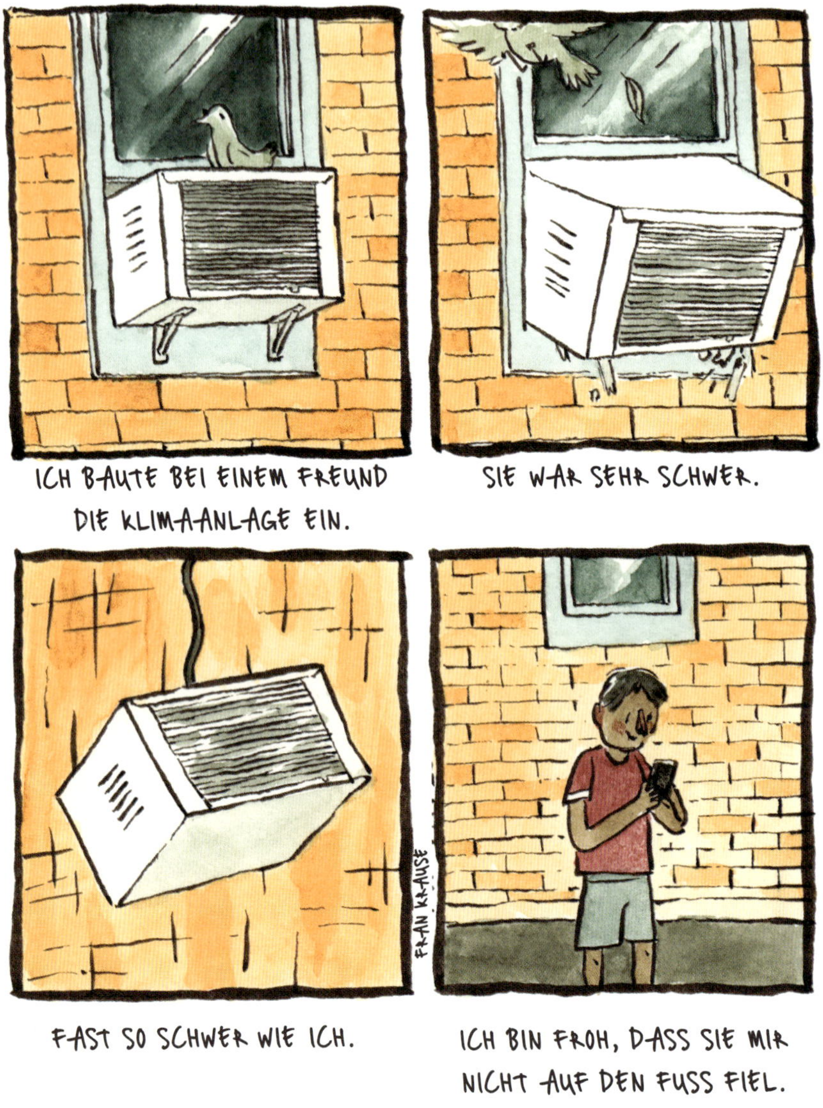
ICH BAUTE BEI EINEM FREUND DIE KLIMAANLAGE EIN.
SIE WAR SEHR SCHWER.
FAST SO SCHWER WIE ICH.
FRAN KRAUSE
ICH BIN FROH, DASS SIE MIR NICHT AUF DEN FUSS FIEL.

ANGST #61

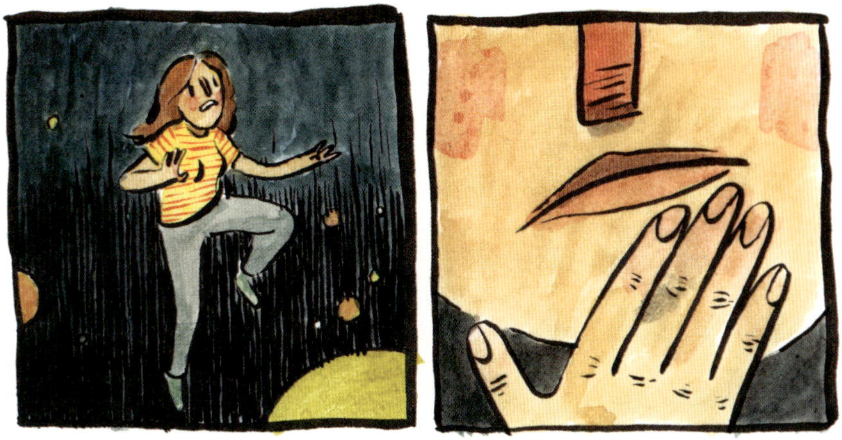

ICH TRÄUME OFT,

DASS MEINE ZÄHNE AUSFALLEN.

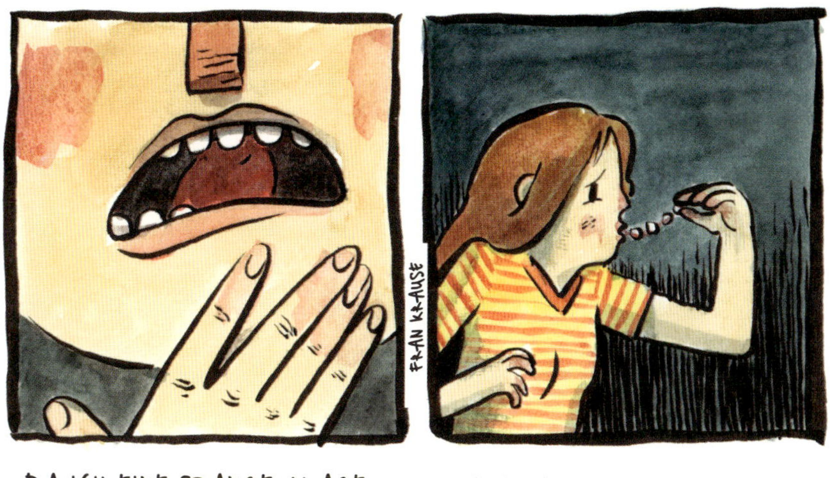

DA ICH EINE SPANGE TRAGE,

ZIEHE ICH SIE WIE PERLEN AN EINER KETTE HERAUS.

ANGST #62

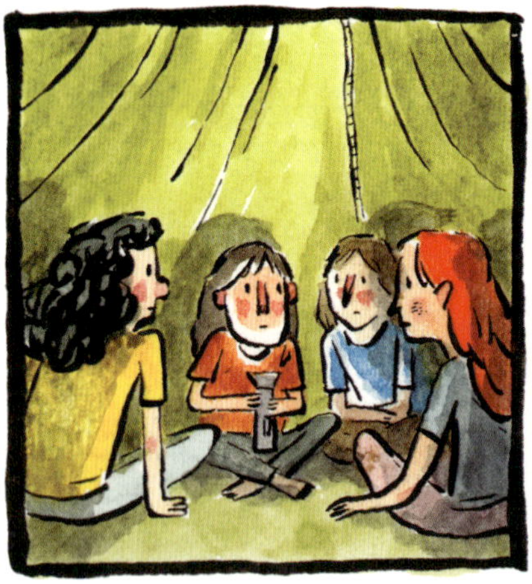

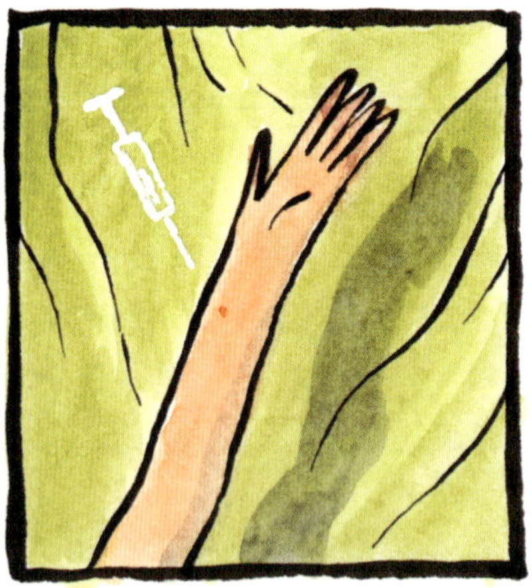

EIN FREUND SAGT:
MUTTERMALE VERRATEN
DEINE TODESART IM
VORHERIGEN LEBEN.

EIN KLEINER FLECK AM
ARM WEIST AUF EINE
GIFTSPRITZE HIN.

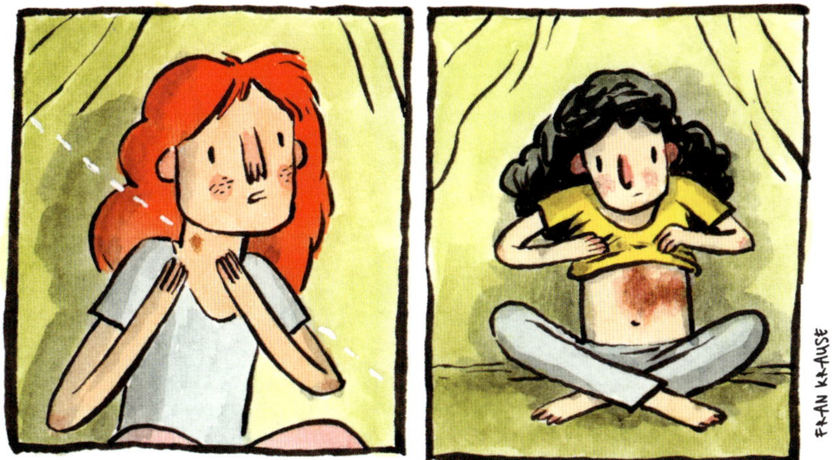

EIN CENTGROSSES STÜCK AUF EINE KUGEL.

MEIN MUTTERMAL IST GROSS. WAS IST MIT MIR PASSIERT?

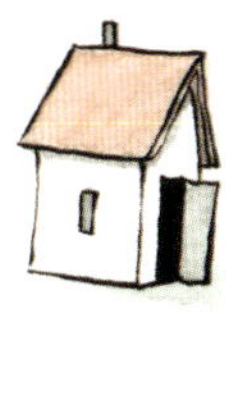

ANGST #63

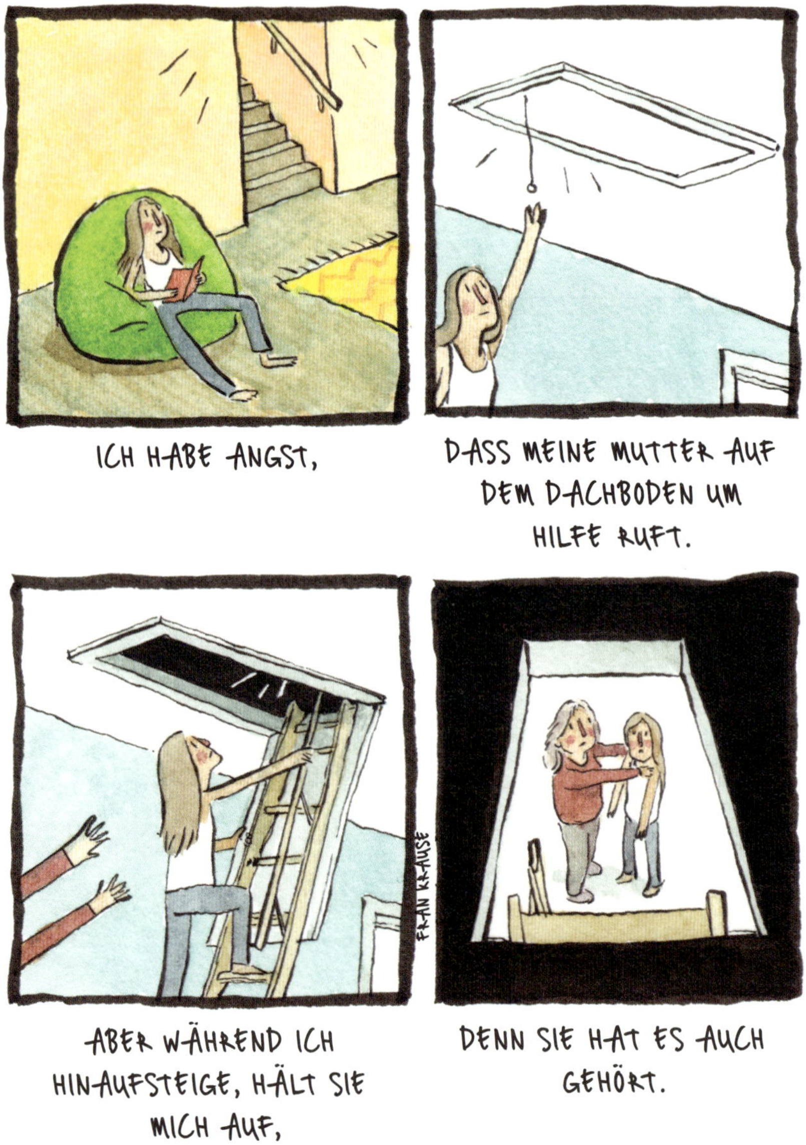
ICH HABE ANGST,
DASS MEINE MUTTER AUF DEM DACHBODEN UM HILFE RUFT.
ABER WÄHREND ICH HINAUFSTEIGE, HÄLT SIE MICH AUF,
FRAN KRAUSE
DENN SIE HAT ES AUCH GEHÖRT.

ANGST #64

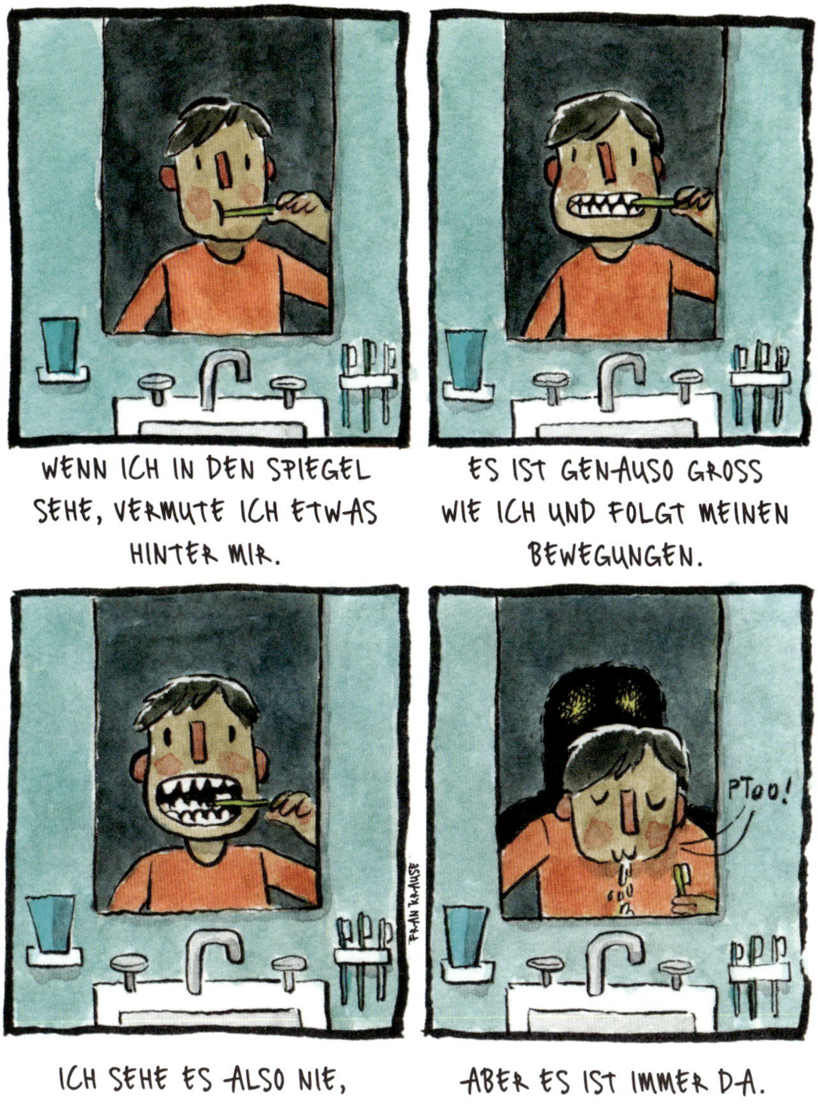

WENN ICH IN DEN SPIEGEL SEHE, VERMUTE ICH ETWAS HINTER MIR.
ES IST GENAUSO GROSS WIE ICH UND FOLGT MEINEN BEWEGUNGEN.
ICH SEHE ES ALSO NIE,
PTOO!
ABER ES IST IMMER DA.

ANGST #65

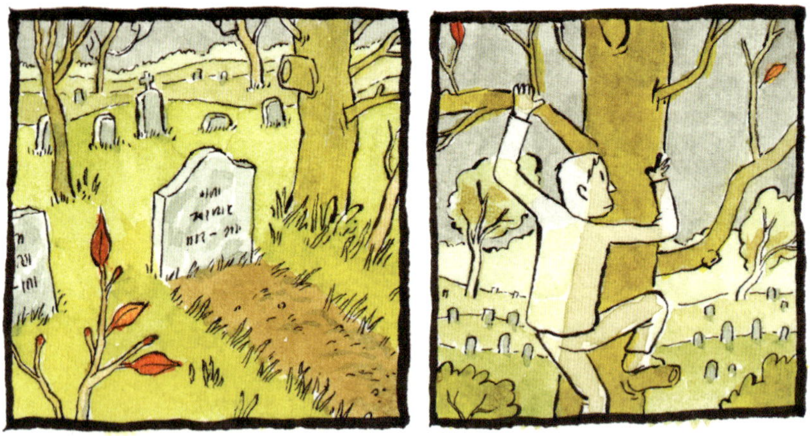

WENN DU TOT UND BEGRABEN BIST,

WILL DEIN GEIST AUF DEM NÄCHSTEN BAUM IN DEN HIMMEL KLETTERN.

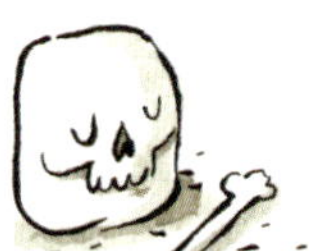

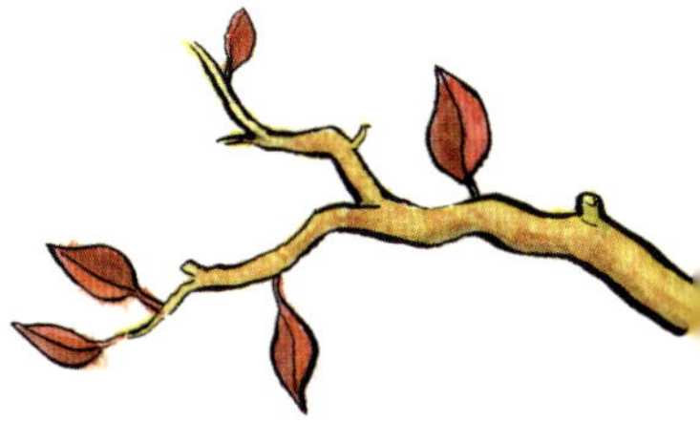

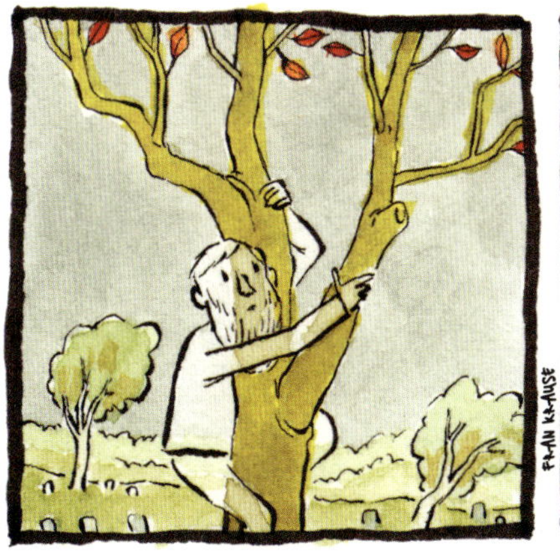

DER AUFSTIEG DAUERT JAHRE.

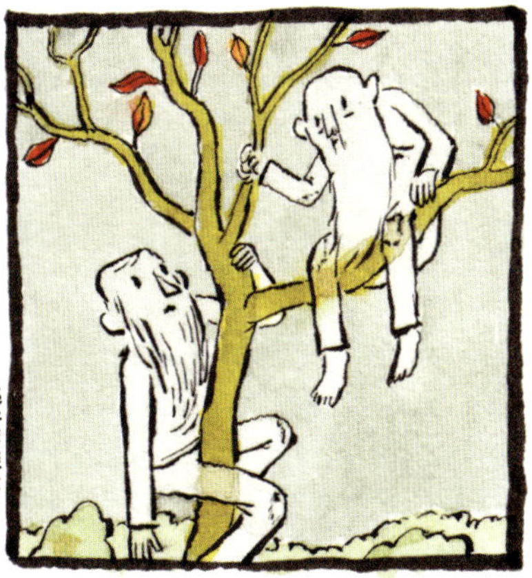

IN JEDEM BAUM AUF DEM FRIEDHOF SITZT EIN GEIST.

ANGST #66

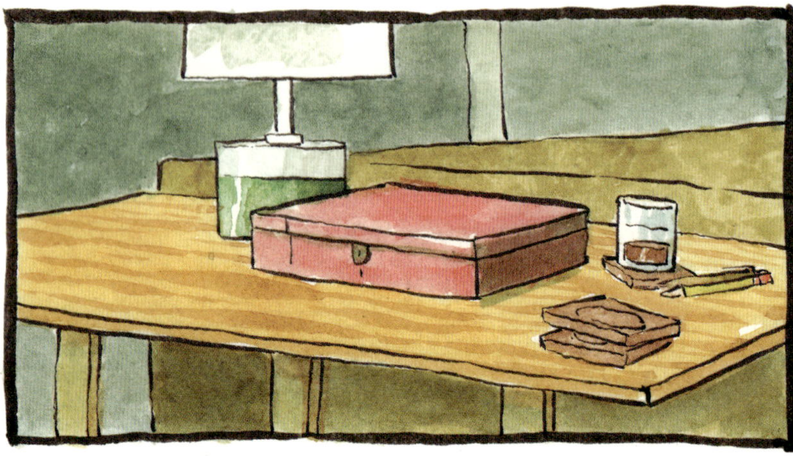

MEINE SCHEREN-SCHACHTEL IST IMMER VERSCHLOSSEN,

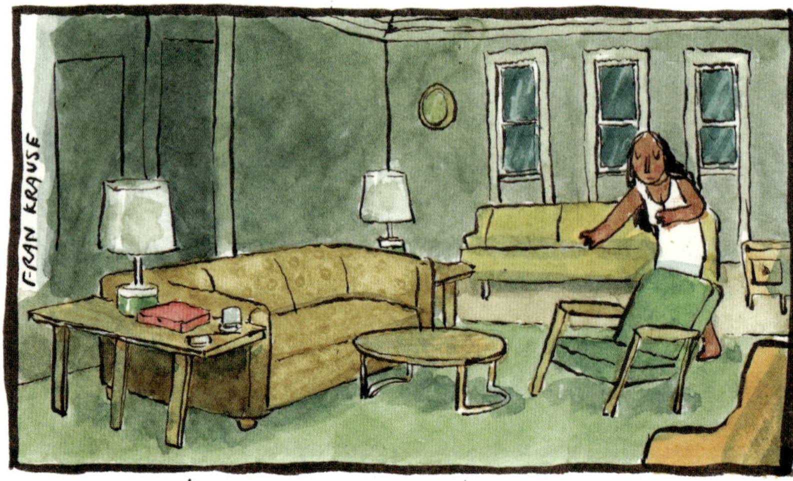

UM MICH BEIM SCHLAFWANDELN VOR DER SCHERE ZU SCHÜTZEN.

ANGST #67

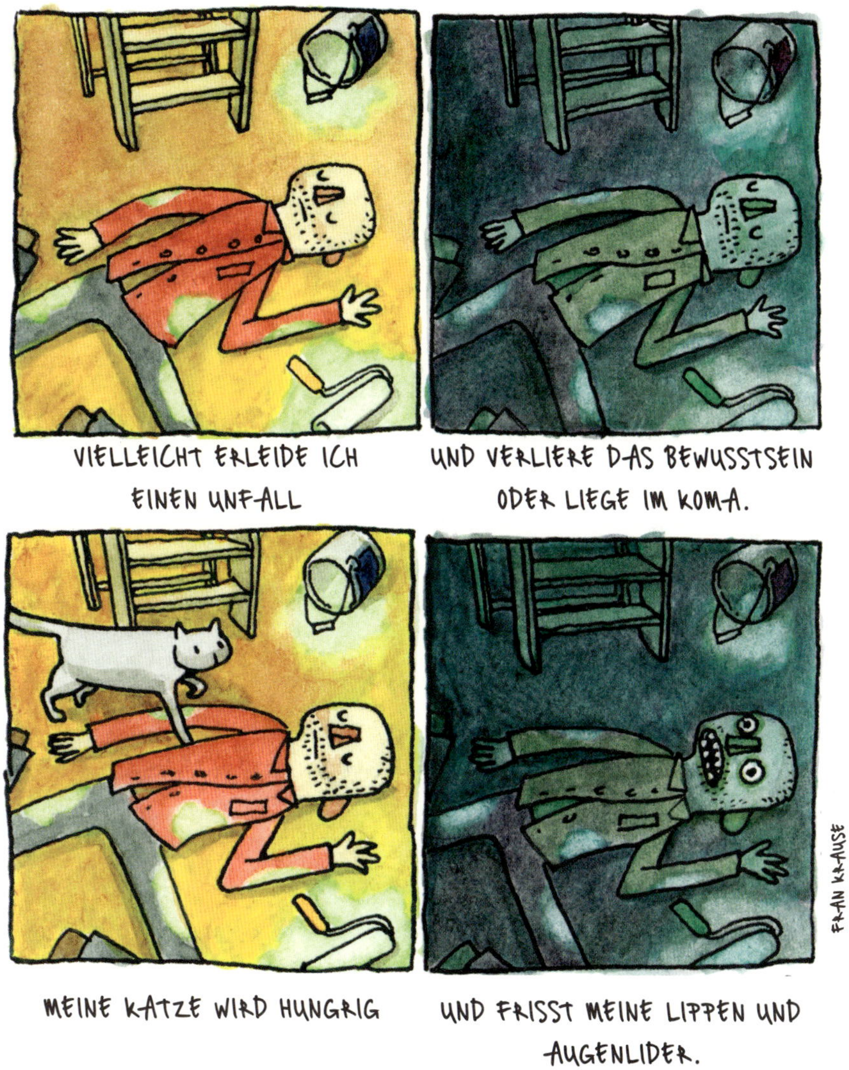
VIELLEICHT ERLEIDE ICH EINEN UNFALL
UND VERLIERE DAS BEWUSSTSEIN ODER LIEGE IM KOMA.
MEINE KATZE WIRD HUNGRIG
UND FRISST MEINE LIPPEN UND AUGENLIDER.
FRAN KRAUSE

ANGST #68

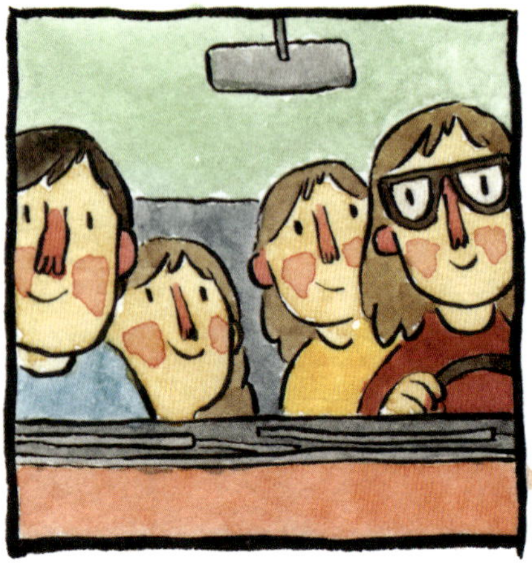

AUF EINEM FAMILIENAUSFLUG

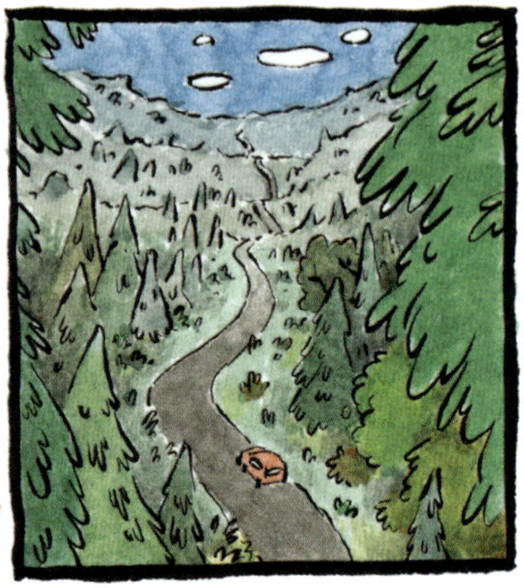

WEIT INS LAND HINEIN

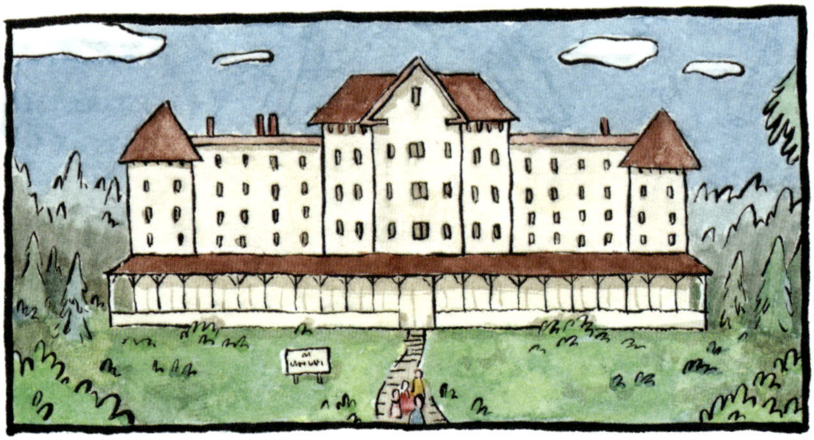

FANDEN WIR IN EINEM WALD EIN GROSSES ALTES HOTEL.

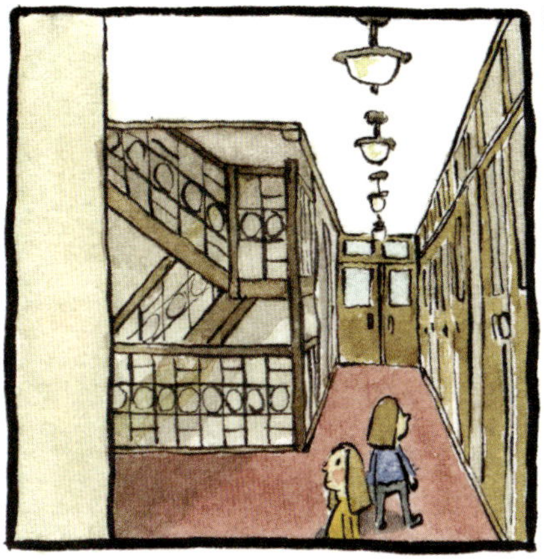

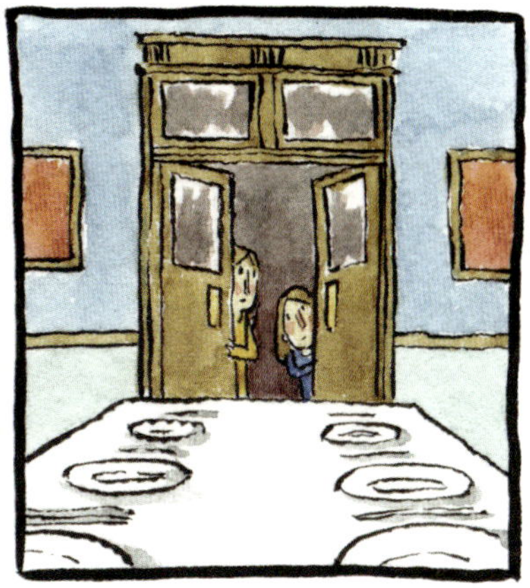

ICH SAH MICH MIT MEINER SCHWESTER UM.

WIR ENTDECKTEN EINEN SPEISESAAL, IN DEM NUR

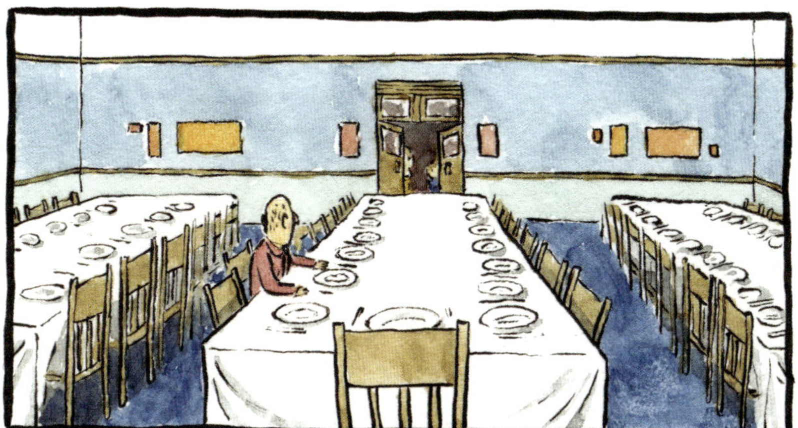

EIN ALTER MANN SASS. DER MANN LÄCHELTE UNS AN, DOCH ER SAGTE NICHTS.

FORTSETZUNG …

… FORTSETZUNG

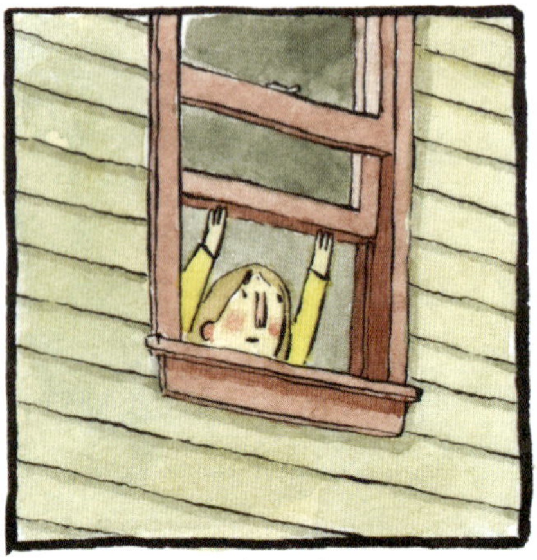

ALS ICH ABENDS MEIN ZIMMERFENSTER SCHLOSS,

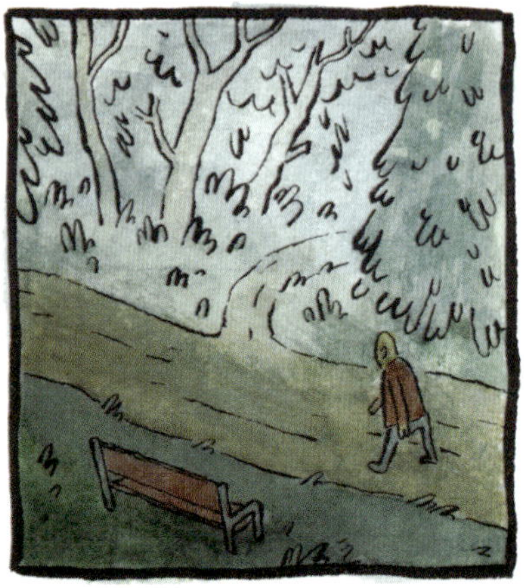

SAH ICH DEN MANN ALLEIN DURCH DEN NEBEL GEHEN.

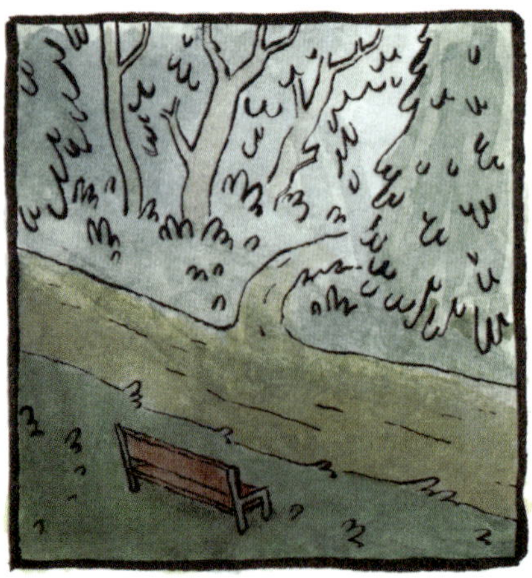

ER BOG AUF EINEM PFAD IN DEN WALD EIN UND VERSCHWAND.

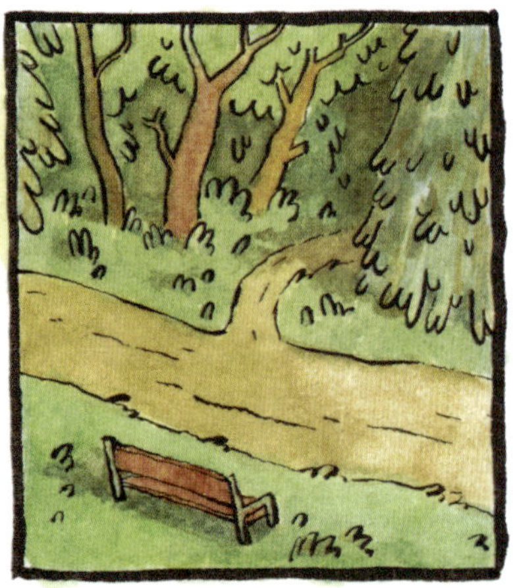

ICH WARTETE STUNDENLANG, ABER ER KAM NIE ZURÜCK.

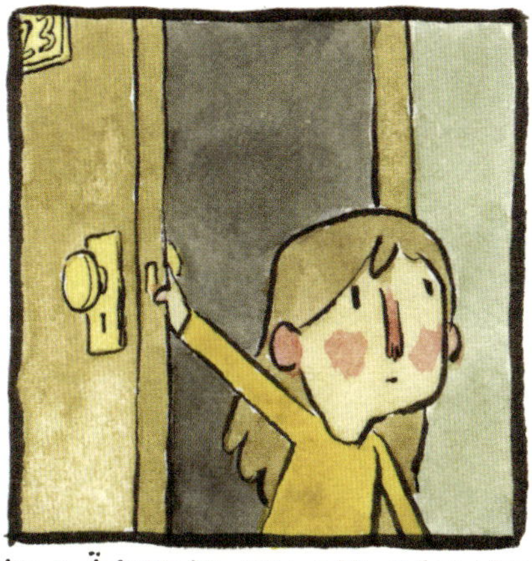

AM NÄCHSTEN MORGEN SCHLICH
ICH AUS MEINEM ZIMMER

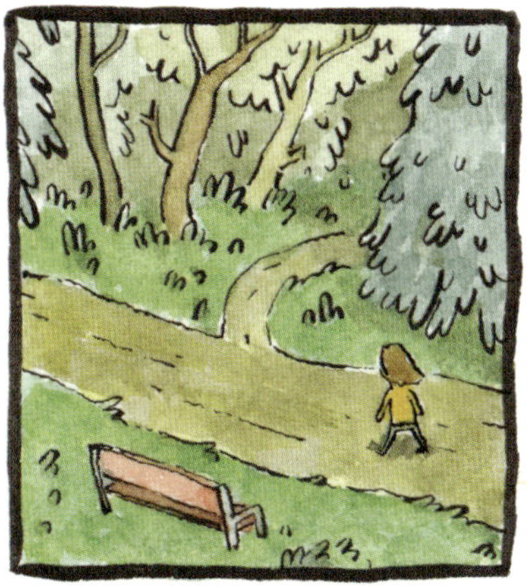

UND GING AUF DEM PFAD IN
DEN WALD HINEIN.

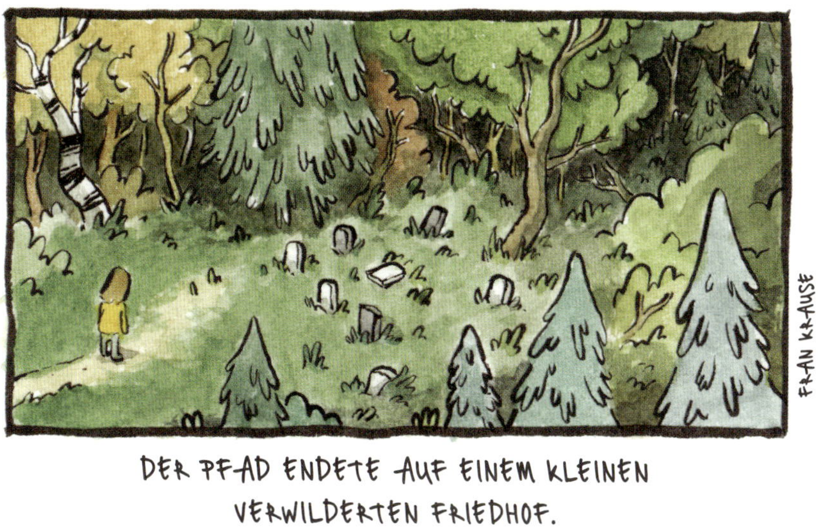

DER PFAD ENDETE AUF EINEM KLEINEN
VERWILDERTEN FRIEDHOF.

ANGST #69

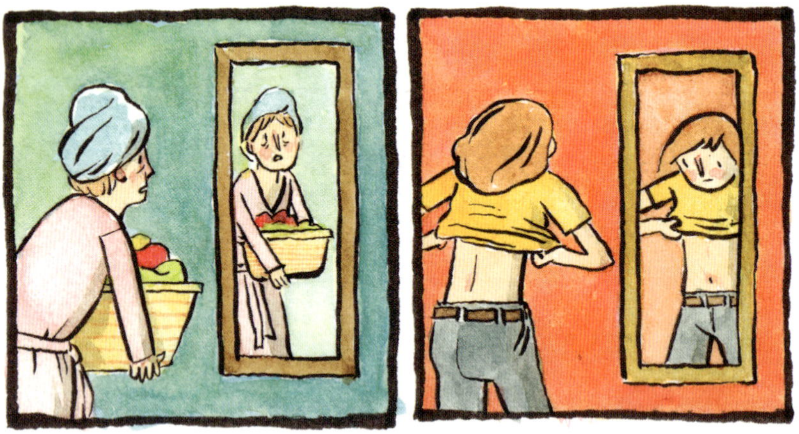

ICH HABE IMMER ANGST, DASS MENSCHEN, DIE IN DIE ZUKUNFT GEREIST SIND, DURCH UNSERE SPIEGEL

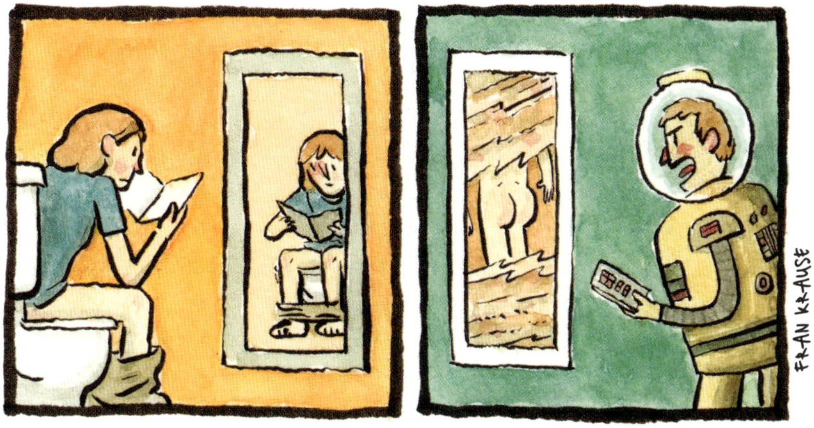

ZAPPEN WIE
DURCHS FERNSEHEN,

UND UNS IN UNSEREN
PEINLICHSTEN MOMENTEN
BEOBACHTEN.

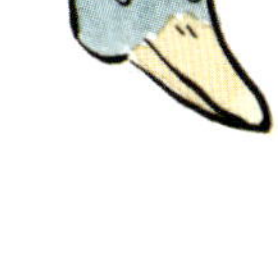

ANGST #70

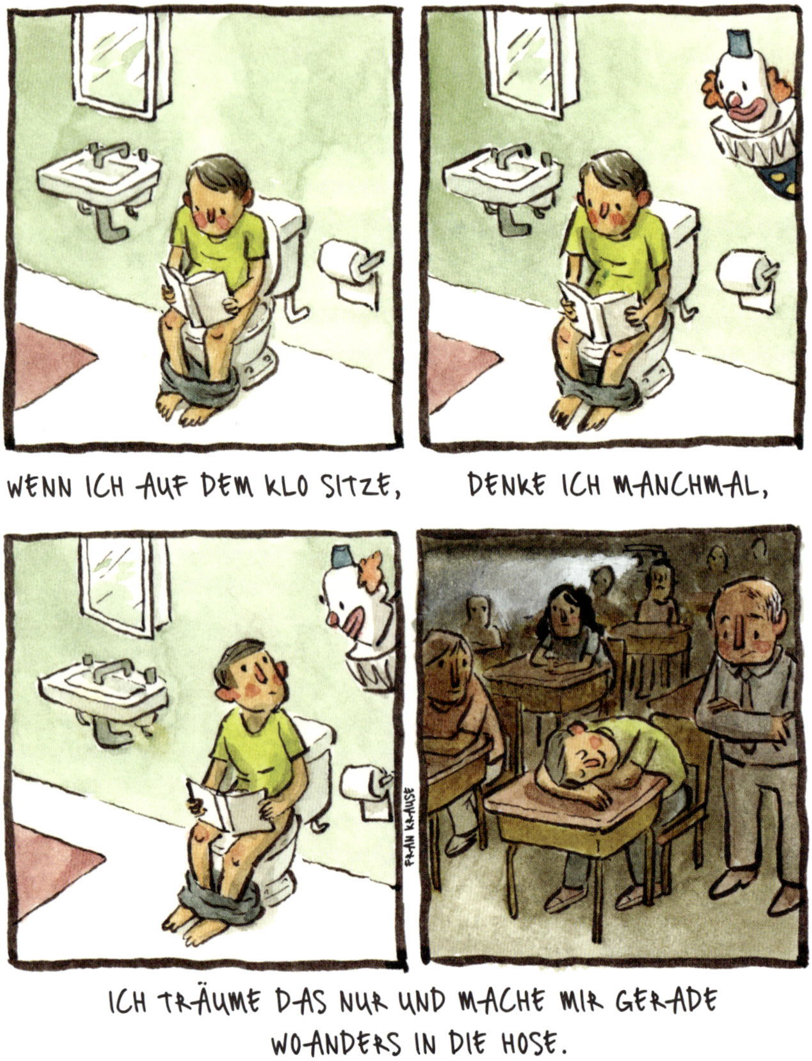

WENN ICH AUF DEM KLO SITZE,
DENKE ICH MANCHMAL,
FRAN KRAUSE
ICH TRÄUME DAS NUR UND MACHE MIR GERADE WOANDERS IN DIE HOSE.

ANGST #71

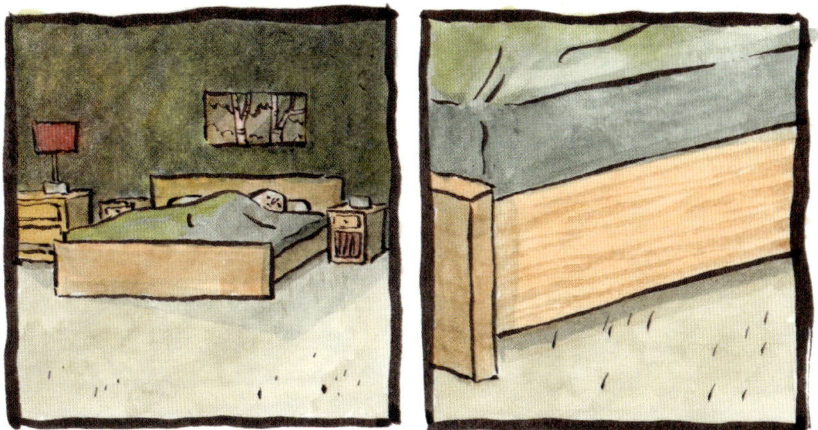

MIR GRUSELT'S VOR DEM MANN UNTERM BETT.

DA IST NUR EIN WINZIGER SPALT.

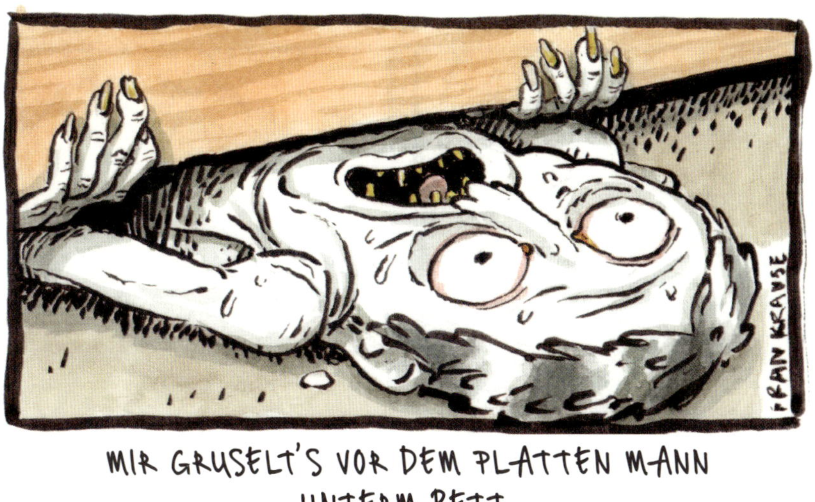

MIR GRUSELT'S VOR DEM PLATTEN MANN UNTERM BETT.

ANGST #72

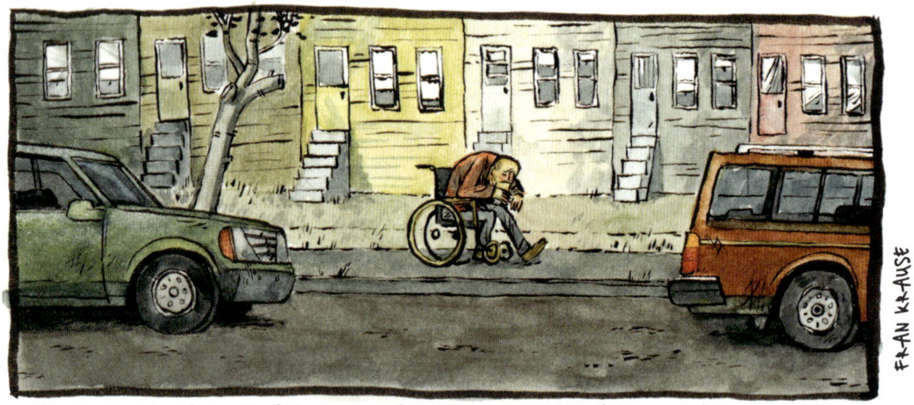

ICH HOFFE, ICH WERDE KEIN ALTER MENSCH, DER KINDERN ANGST VORM ALTWERDEN MACHT.

ANGST #73

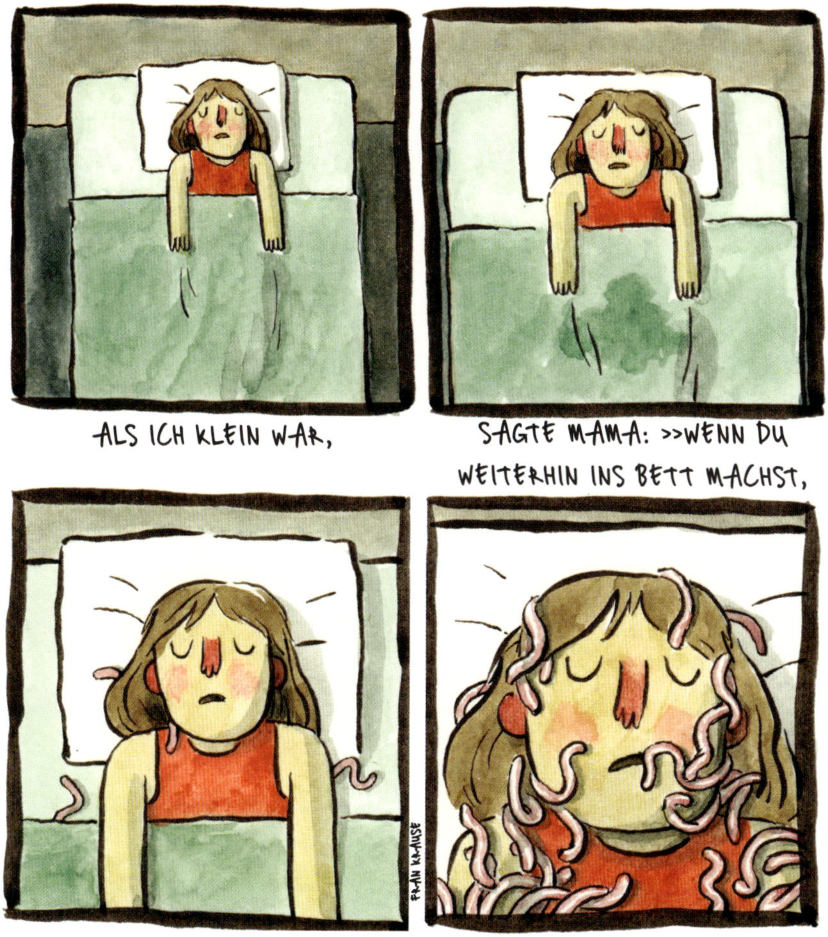

ALS ICH KLEIN WAR,

SAGTE MAMA: >>WENN DU WEITERHIN INS BETT MACHST,

KRIECHEN WÜRMER AUS DER MATRATZE

UND FRESSEN DICH AUF.<<

ANGST #74

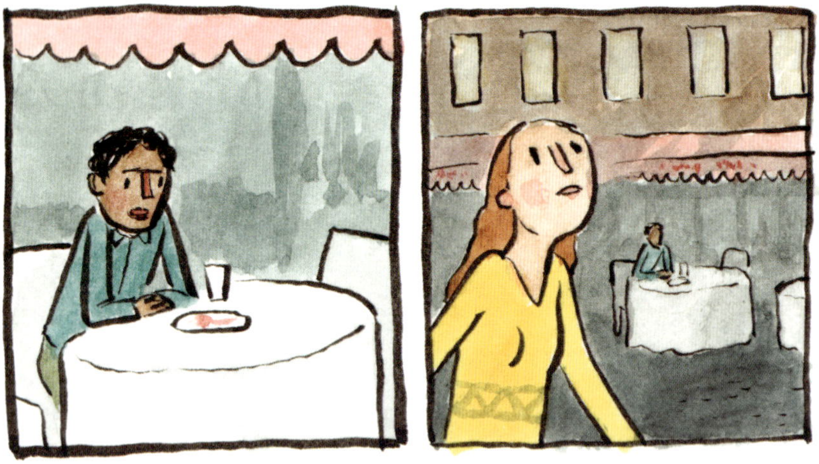

FRÜHER BEFÜRCHTETE ICH, NACH MEINEM TOD STATIST IN DEN TRÄUMEN ANDERER ZU WERDEN.

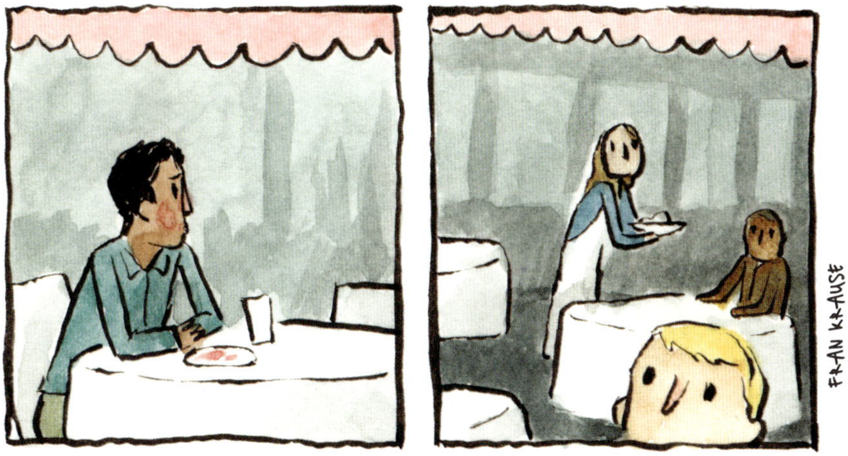

DIE MENSCHEN IN MEINEN TRÄUMEN WIRKEN OFT

WIE TOTE, DIE KEINE ANDERE HEIMAT HABEN.

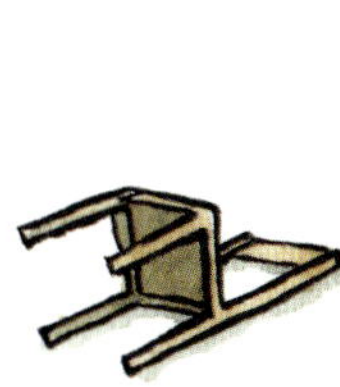

ANGST #75

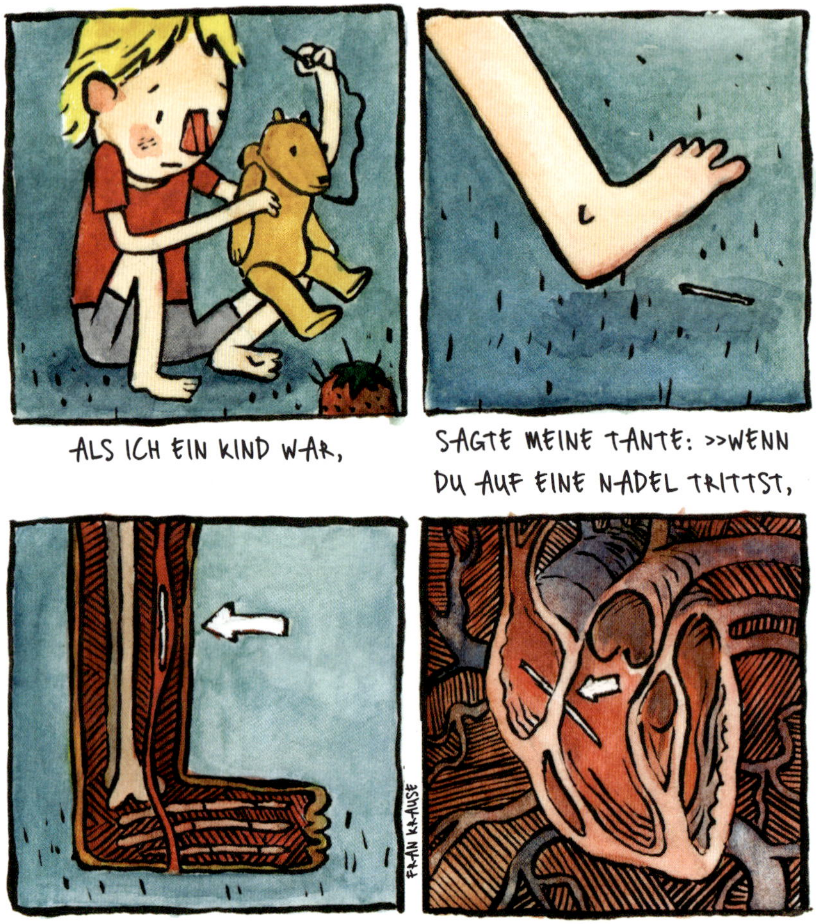

ALS ICH EIN KIND WAR,

SAGTE MEINE TANTE: >>WENN DU AUF EINE NADEL TRITTST,

FLIESST SIE DURCH DEINE ADERN

DIREKT IN DEIN HERZ.<<

ANGST #76

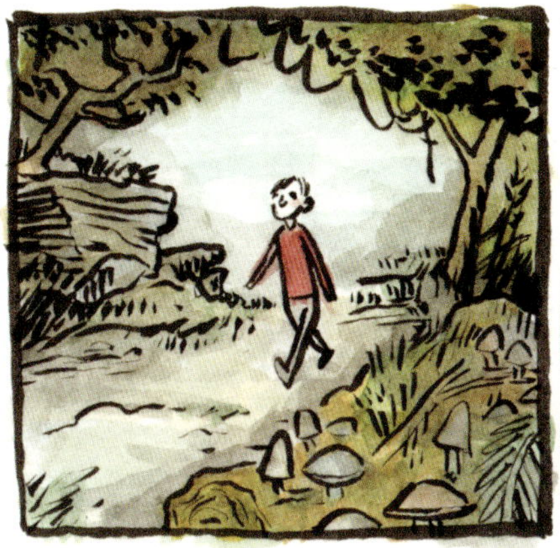

ICH KANN KEINE PILZE ESSEN ODER ANFASSEN.

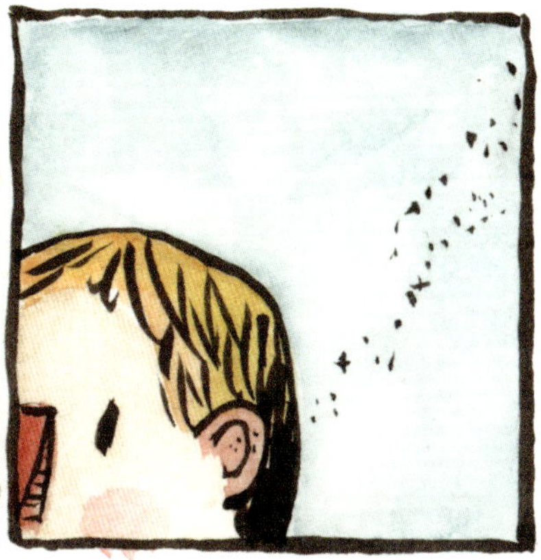

ICH HABE ANGST, DASS SICH DIE SPOREN

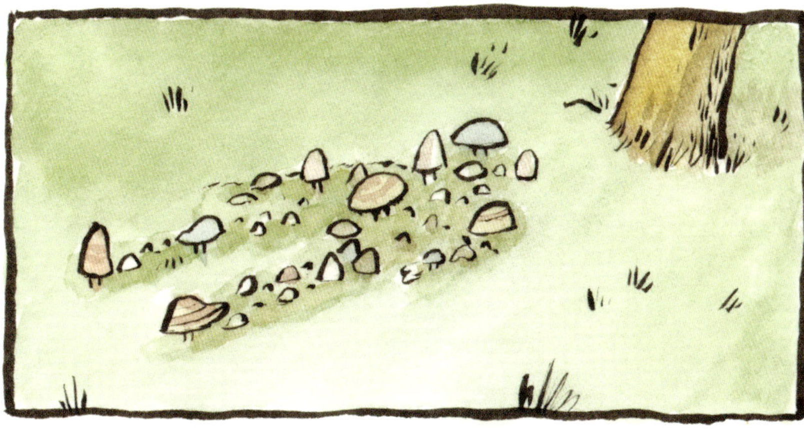

FRAN KRAUSE

IN MEINE HAUT EINNISTEN UND WACHSEN.

ANGST #77

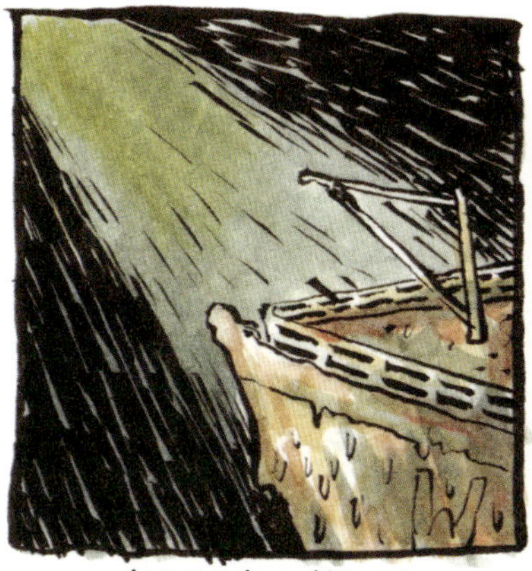

ALS KIND HABE ICH UNTERWASSERBILDER VON DER TITANIC GESEHEN.

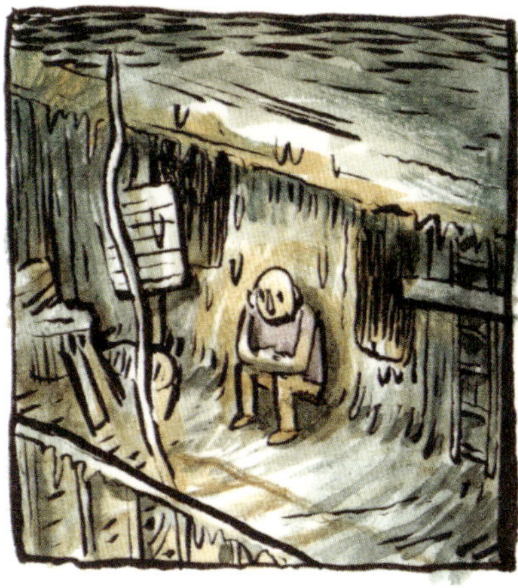

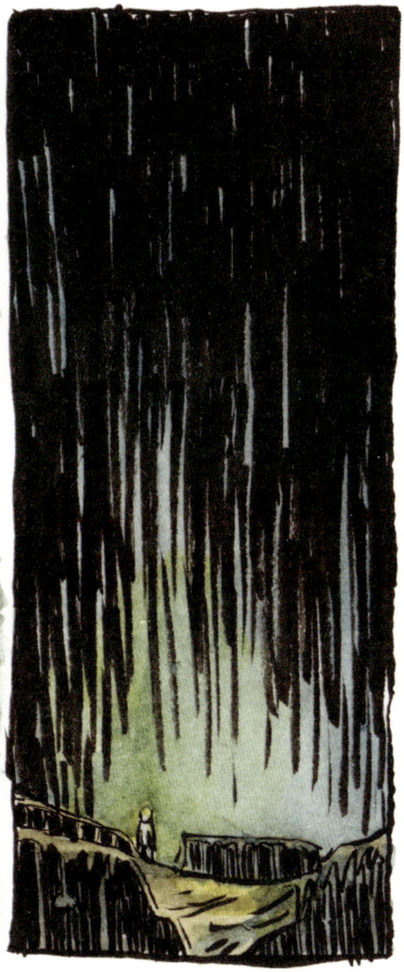

WIE WÄRE ES WOHL, DIE AUGEN ZU SCHLIESSEN UND SICH AN DECK WIEDERZUFINDEN

MIT DEM WISSEN, UNTER TONNENWEISE WASSER ZU STEHEN?

FRAN KRAUSE

ANGST #78

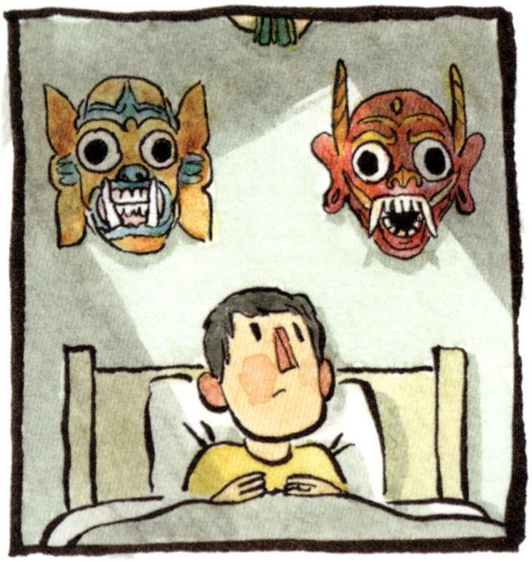

IM GÄSTEZIMMER MEINER TANTE HINGEN MASKEN AN DER WAND.

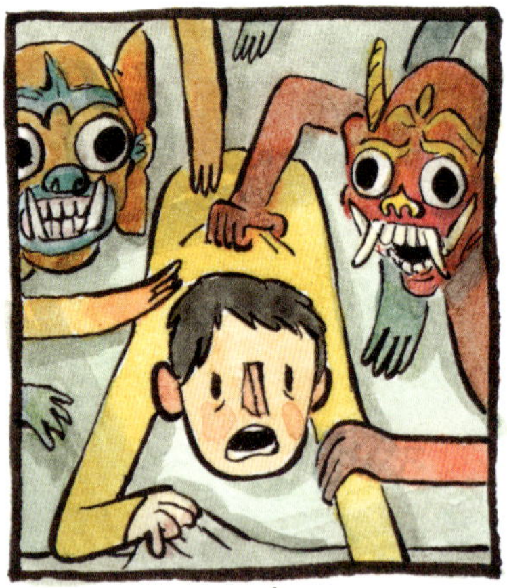

ICH DACHTE, DIESE WÜRDEN MICH NACHTS IN DIE WAND ZIEHEN,

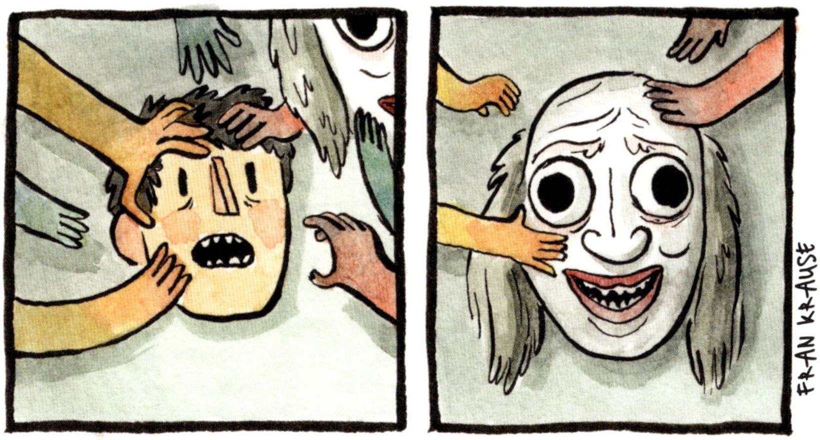

BIS ZUM NACKEN,

UND MIR AUCH EINE MASKE
AUFS GESICHT SETZEN.

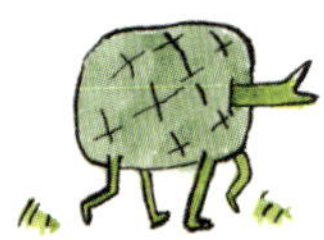

ANGST #79

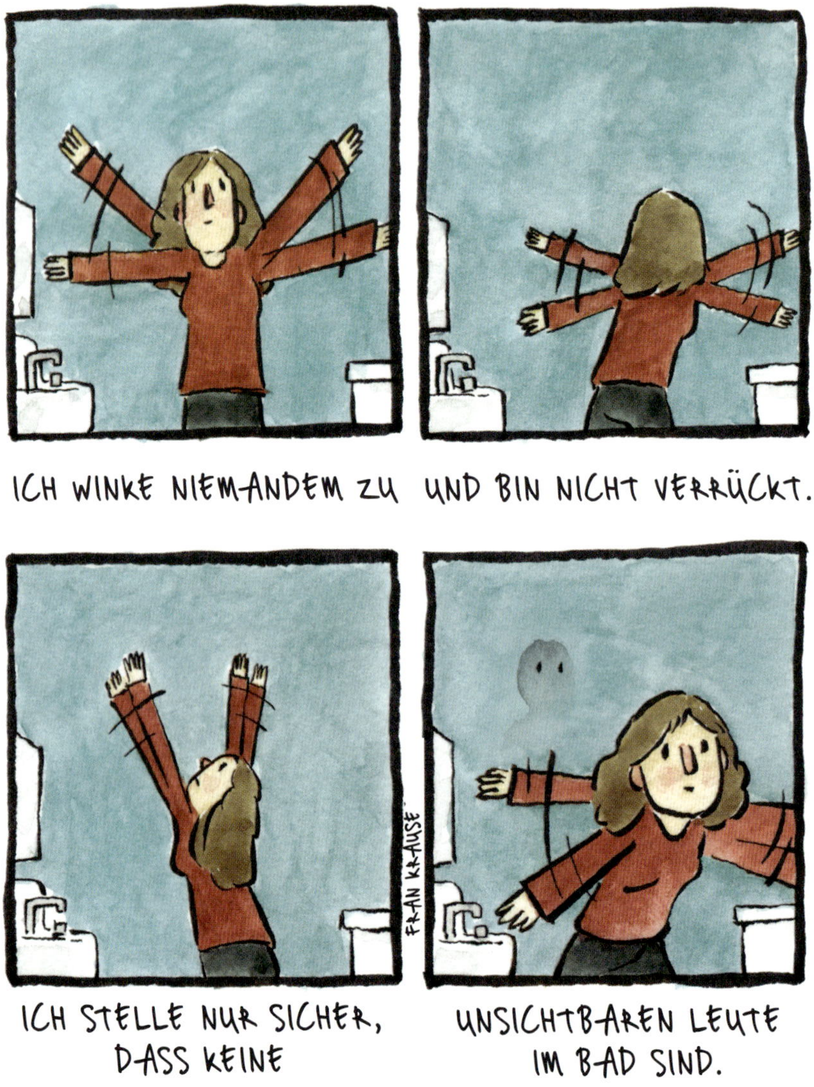
ICH WINKE NIEMANDEM ZU
UND BIN NICHT VERRÜCKT.
ICH STELLE NUR SICHER, DASS KEINE
UNSICHTBAREN LEUTE IM BAD SIND.
FRAN KRAUSE

ANGST #80

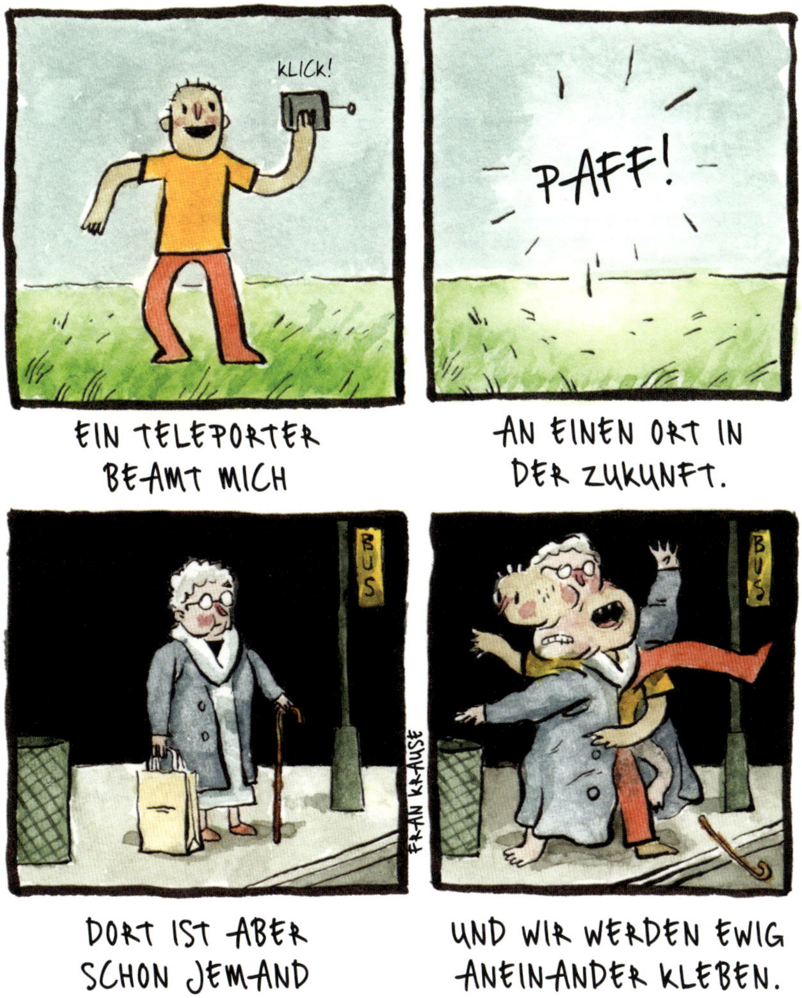
KLICK!
EIN TELEPORTER BEAMT MICH
PAFF!
AN EINEN ORT IN DER ZUKUNFT.
BUS
DORT IST ABER SCHON JEMAND
FRAN KRAUSE
BUS
UND WIR WERDEN EWIG ANEIN-ANDER KLEBEN.

ANGST #81

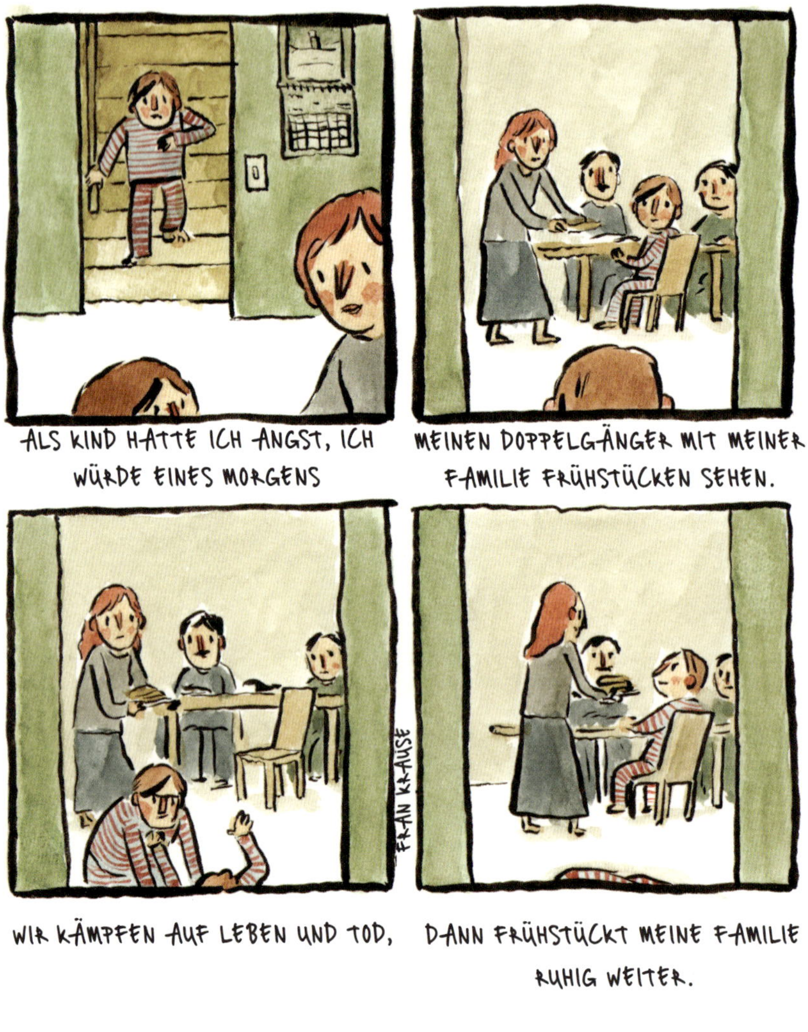
ALS KIND HATTE ICH ANGST, ICH WÜRDE EINES MORGENS
MEINEN DOPPELGÄNGER MIT MEINER FAMILIE FRÜHSTÜCKEN SEHEN.
WIR KÄMPFEN AUF LEBEN UND TOD,
DANN FRÜHSTÜCKT MEINE FAMILIE RUHIG WEITER.
FRAN KRAUSE

ANGST #82

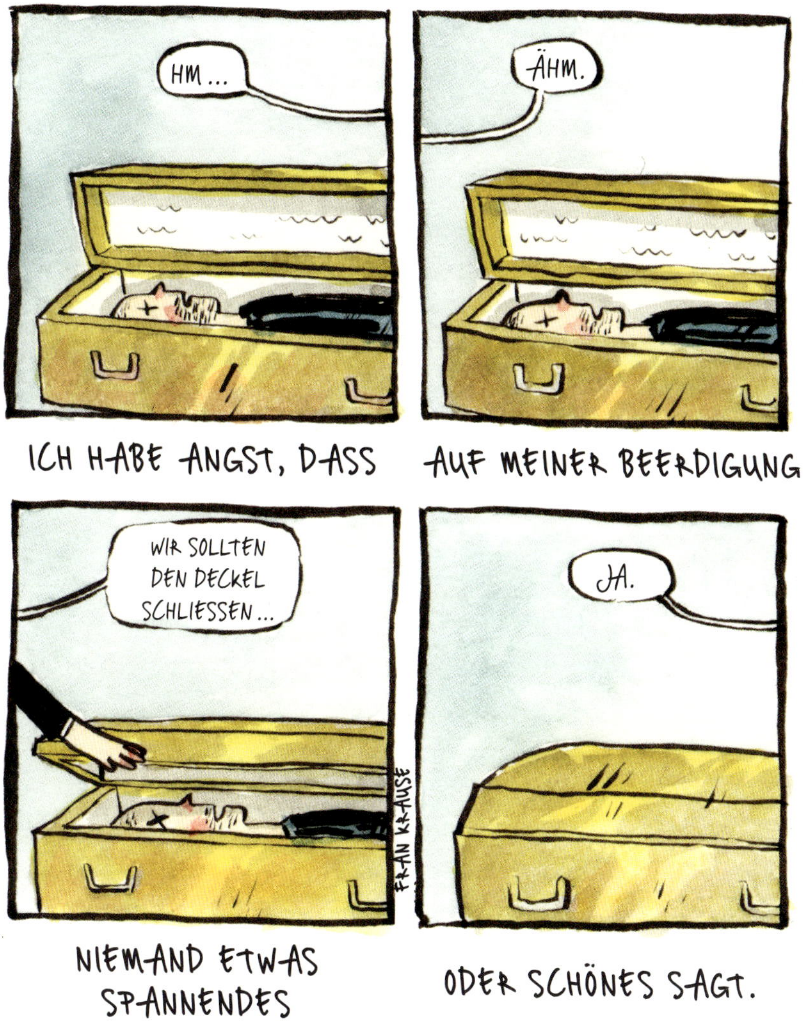
HM ...
ICH HABE ANGST, DASS
ÄHM.
AUF MEINER BEERDIGUNG
WIR SOLLTEN DEN DECKEL SCHLIESSEN ...
NIEMAND ETWAS SPANNENDES
JA.
ODER SCHÖNES SAGT.
FRAN KRAUSE

ANGST #83

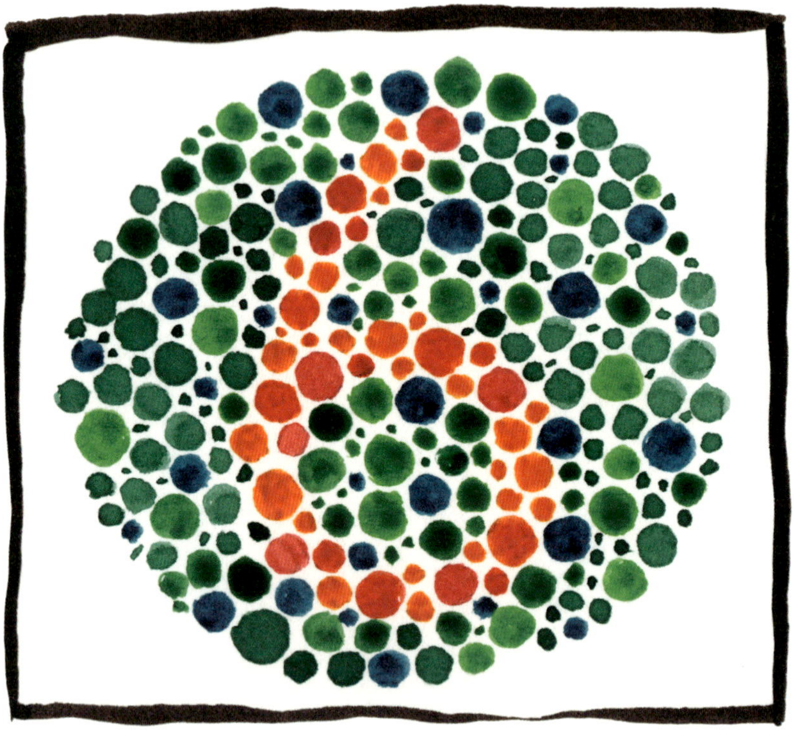

ERKENNST DU DIE ZAHL IM BILD,
KANNST DU GEISTER SEHEN.

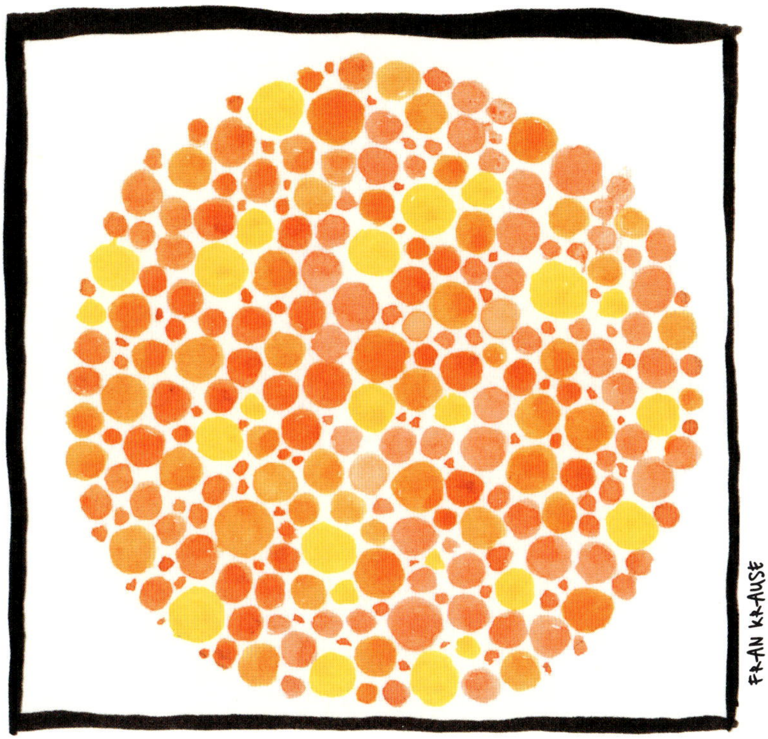

ERKENNST DU HIER DIE ZAHL IM BILD,
KANNST DU GUTE VON BÖSEN GEISTERN
UNTERSCHEIDEN.

ANGST #84

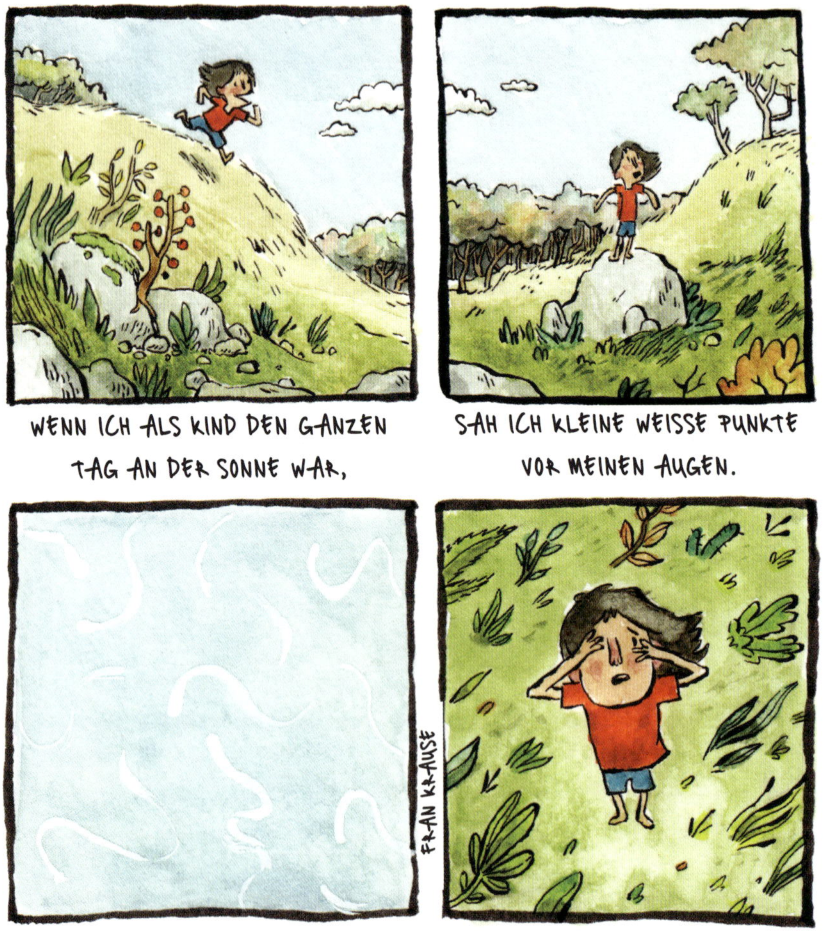

WENN ICH ALS KIND DEN GANZEN TAG AN DER SONNE WAR,

SAH ICH KLEINE WEISSE PUNKTE VOR MEINEN AUGEN.

ICH DACHTE ES WÄREN PARASITEN,

DIE MEINE AUGÄPFEL FRASSEN.

ANGST #85

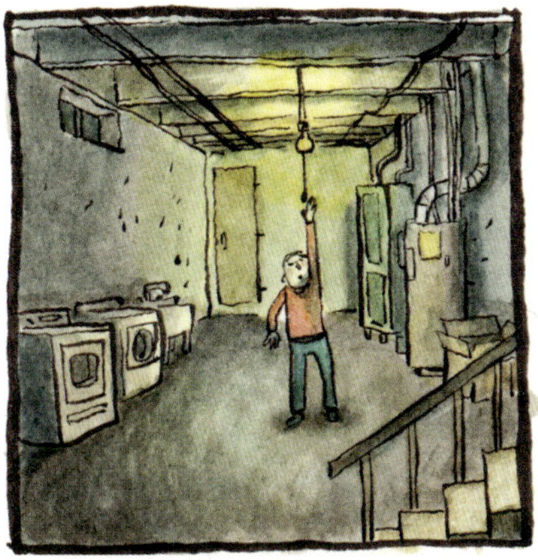

ICH HABE MIT DEN GEISTERN IN MEINEM KELLER EINEN DEAL AUSGEHANDELT:

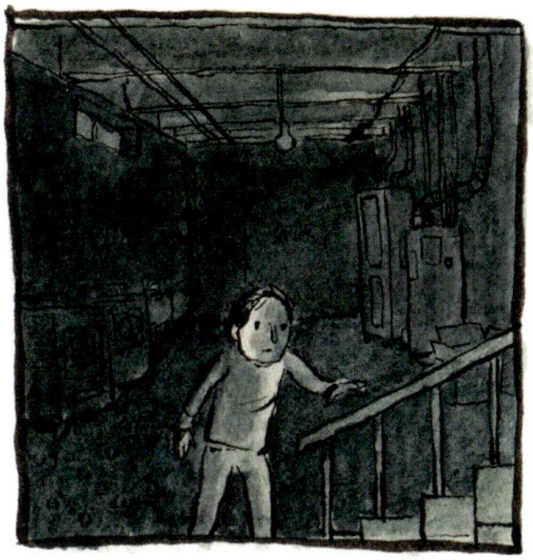

NACH LÖSCHEN DES LICHTS HERRSCHT ZEHN SEKUNDEN NICHTANGRIFFSPAKT.

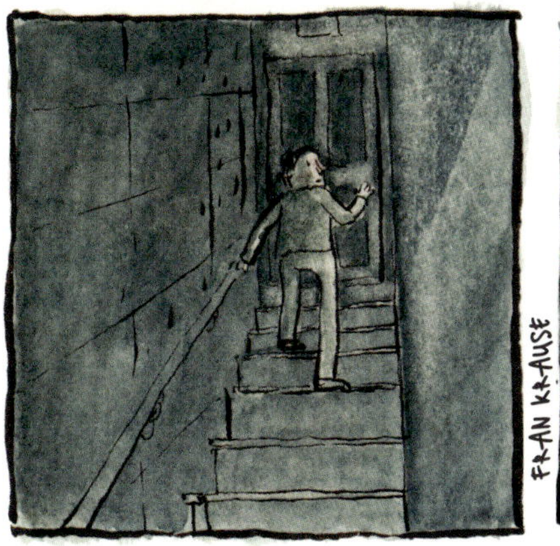

ICH NUTZE DIE ZEIT IMMER VOLL AUS:

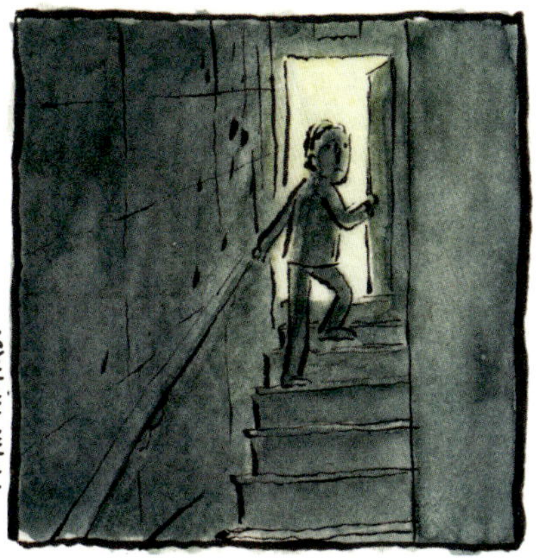

BEVOR ICH IN SICHERHEIT BIN, WÜRDE ICH GERN EIN HUSCHEN SEHEN.

ANGST #86

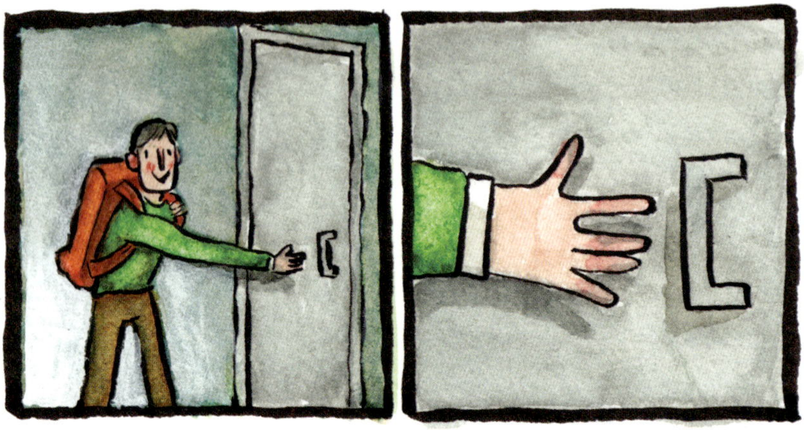

WILL ICH EINE TÜR DURCH ZIEHEN ÖFFNEN,

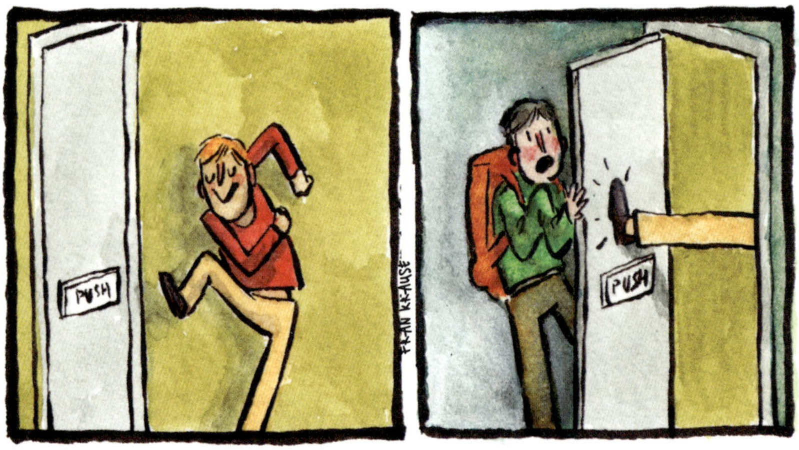

FÜRCHTE ICH IMMER, DASS AUF DER ANDEREN SEITE JEMAND DAGEGEN TRITT.

ANGST #87

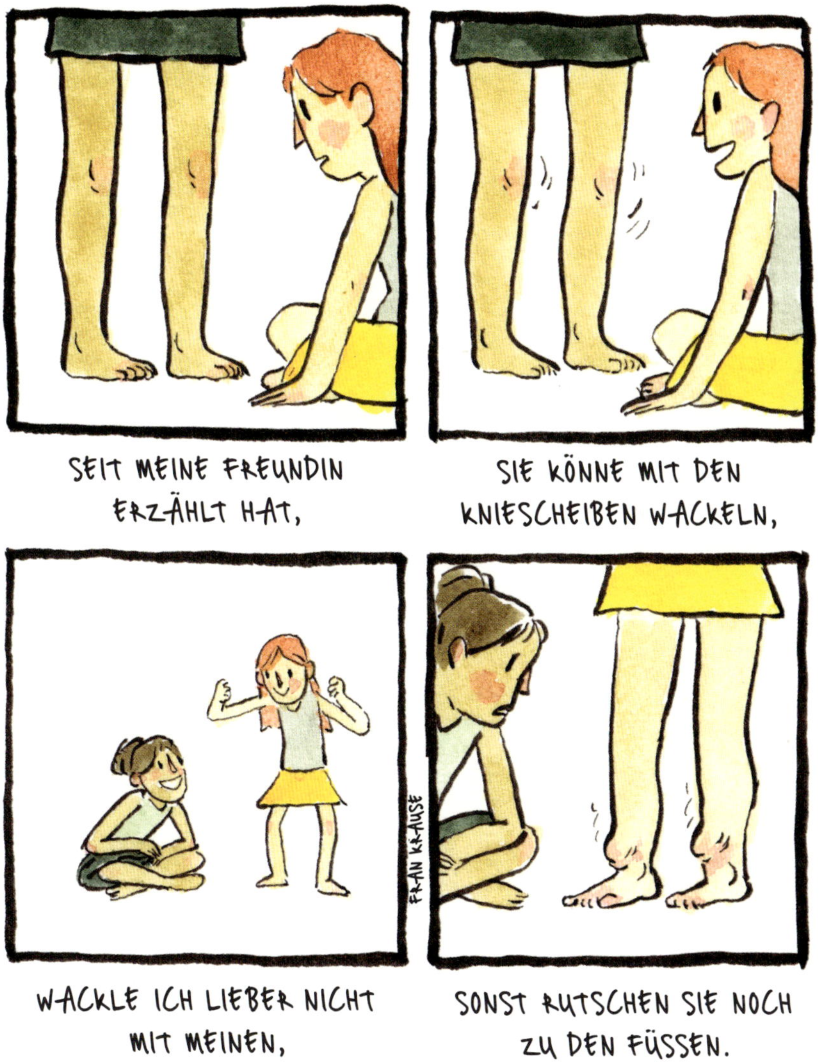
SEIT MEINE FREUNDIN ERZÄHLT HAT,
SIE KÖNNE MIT DEN KNIESCHEIBEN WACKELN,
WACKLE ICH LIEBER NICHT MIT MEINEN,
FRAN KRAUSE
SONST RUTSCHEN SIE NOCH ZU DEN FÜSSEN.

ANGST #88

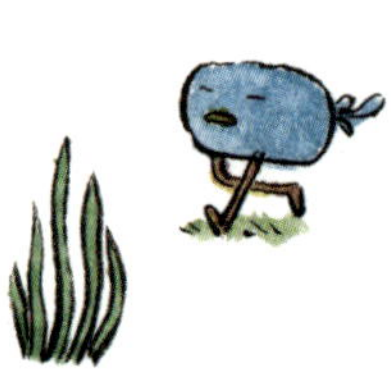

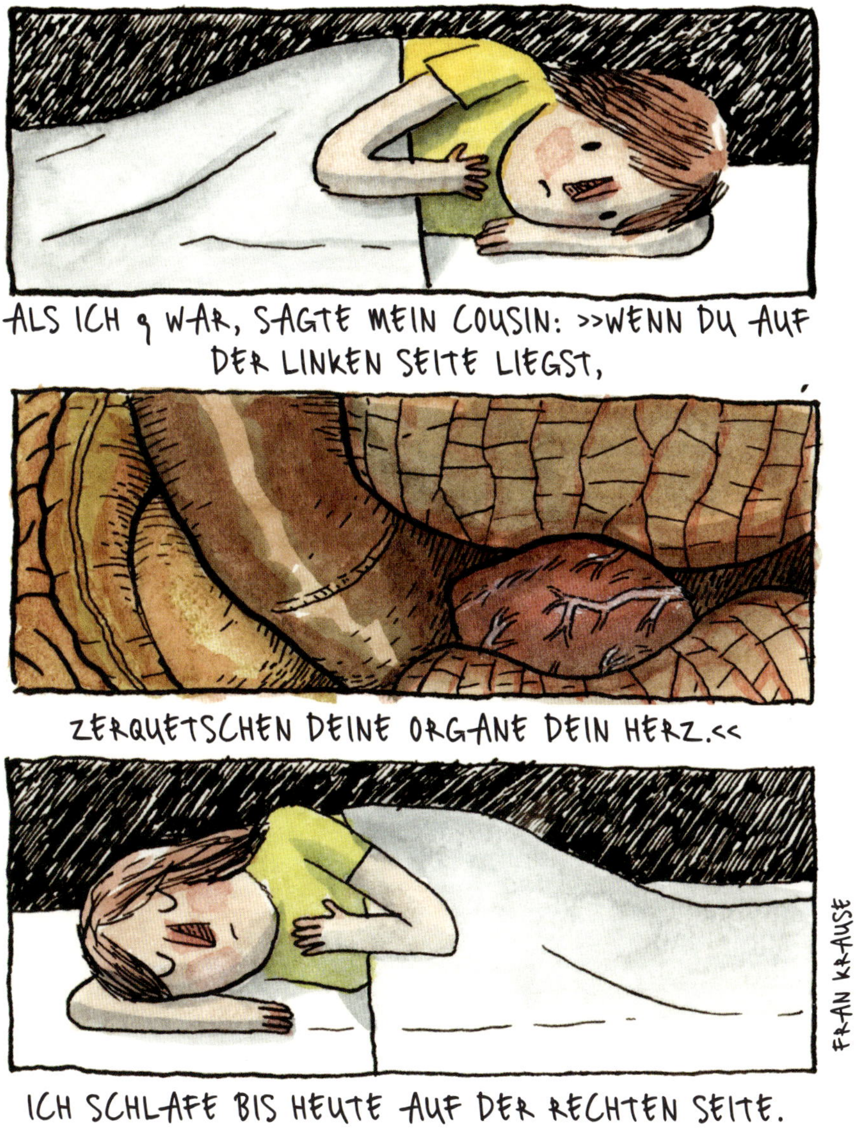
ALS ICH 9 WAR, SAGTE MEIN COUSIN: >>WENN DU AUF DER LINKEN SEITE LIEGST,
ZERQUETSCHEN DEINE ORGANE DEIN HERZ.<<
ICH SCHLAFE BIS HEUTE AUF DER RECHTEN SEITE.
FRAN KRAUSE

ANGST #89

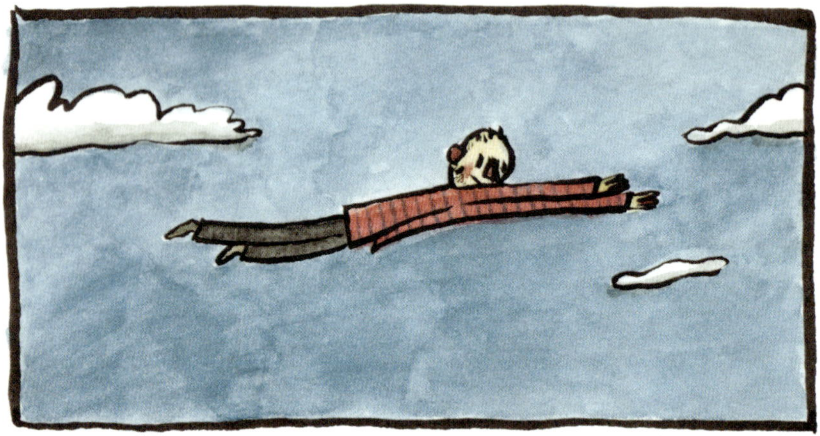

STERBE ICH IM SCHLAF, WILL ICH IN EINEM TRAUM VOM FLIEGEN LANDEN

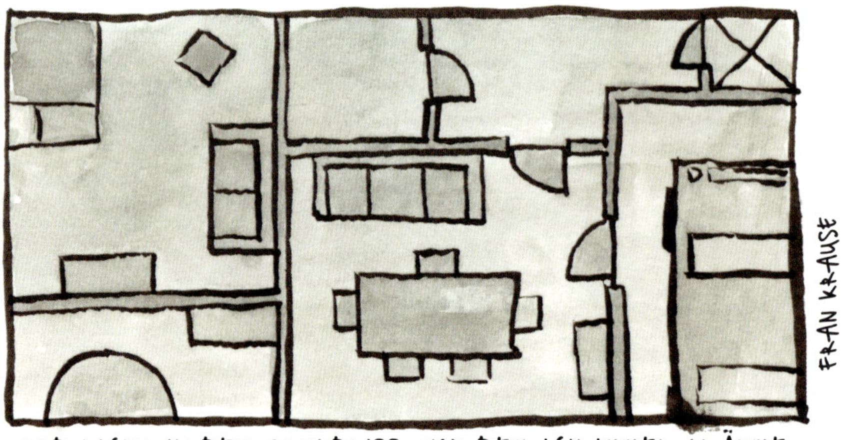

UND NICHT IN DEM GRUNDRISS, VON DEM ICH IMMER TRÄUME.

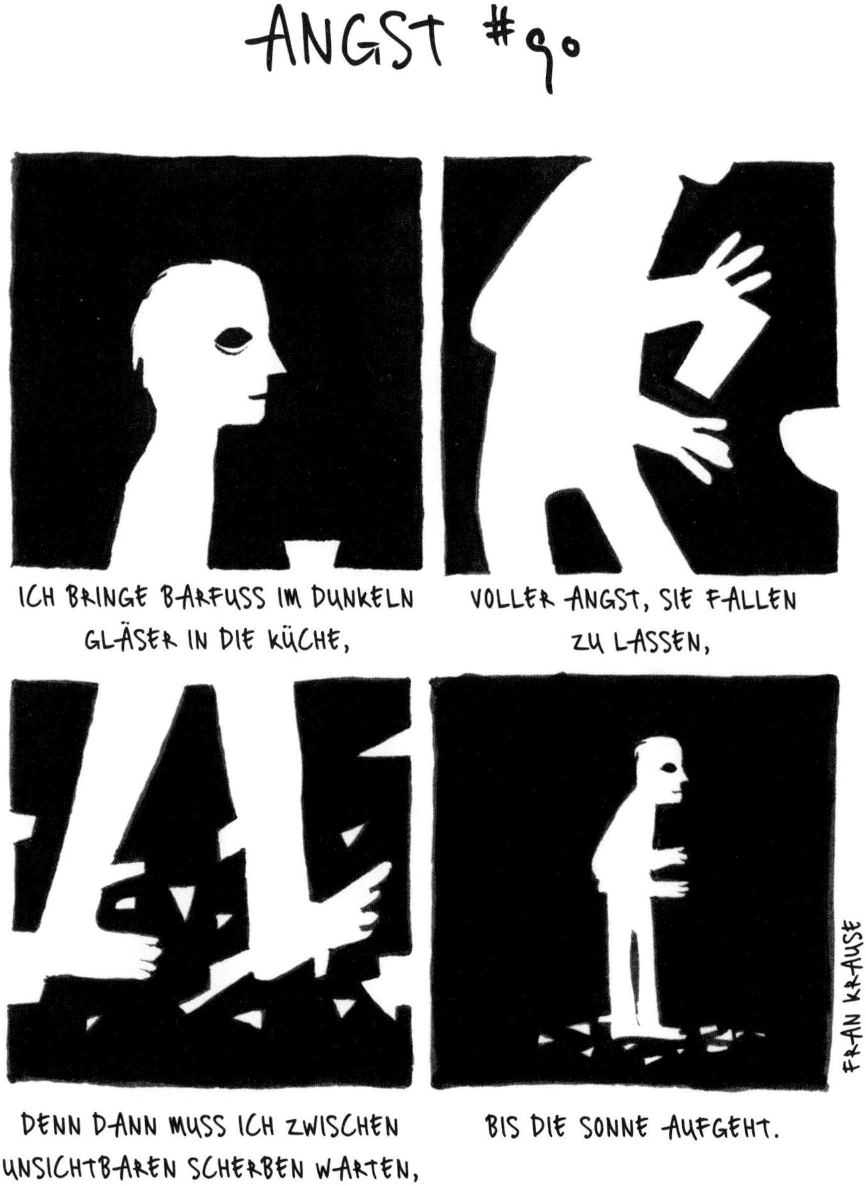
ANGST #90
ICH BRINGE BARFUSS IM DUNKELN GLÄSER IN DIE KÜCHE,
VOLLER ANGST, SIE FALLEN ZU LASSEN,
DENN DANN MUSS ICH ZWISCHEN UNSICHTBAREN SCHERBEN WARTEN,
BIS DIE SONNE AUFGEHT.
FRAN KRAUSE

ANGST #91

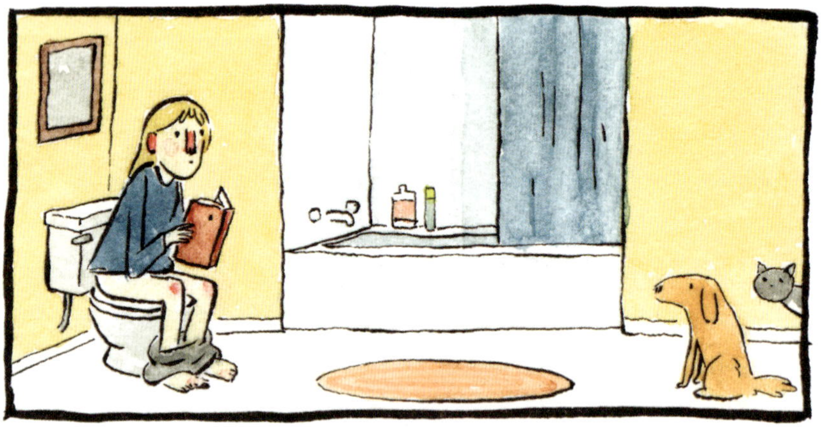

MEINE ALS HAUSTIERE WIEDERGEBORENEN VERWANDTEN HASSEN DIE EINBLICKE IN MEIN LEBEN.

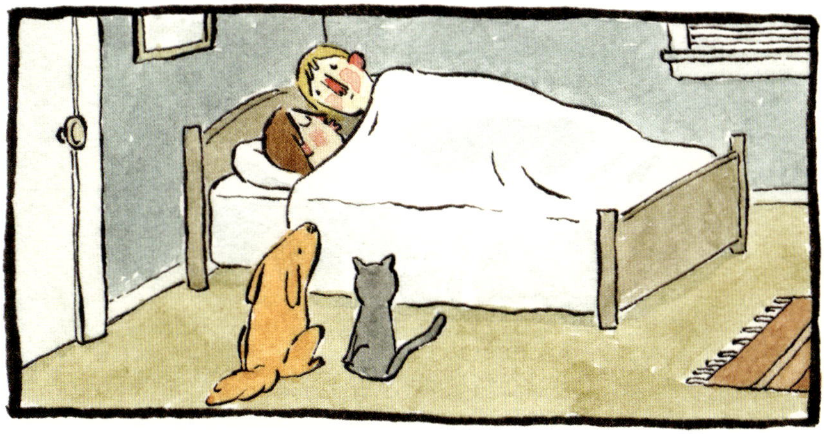

ODER SEHEN SIE DOCH GERN HIN? NOCH SCHLIMMER.

ANGST #92

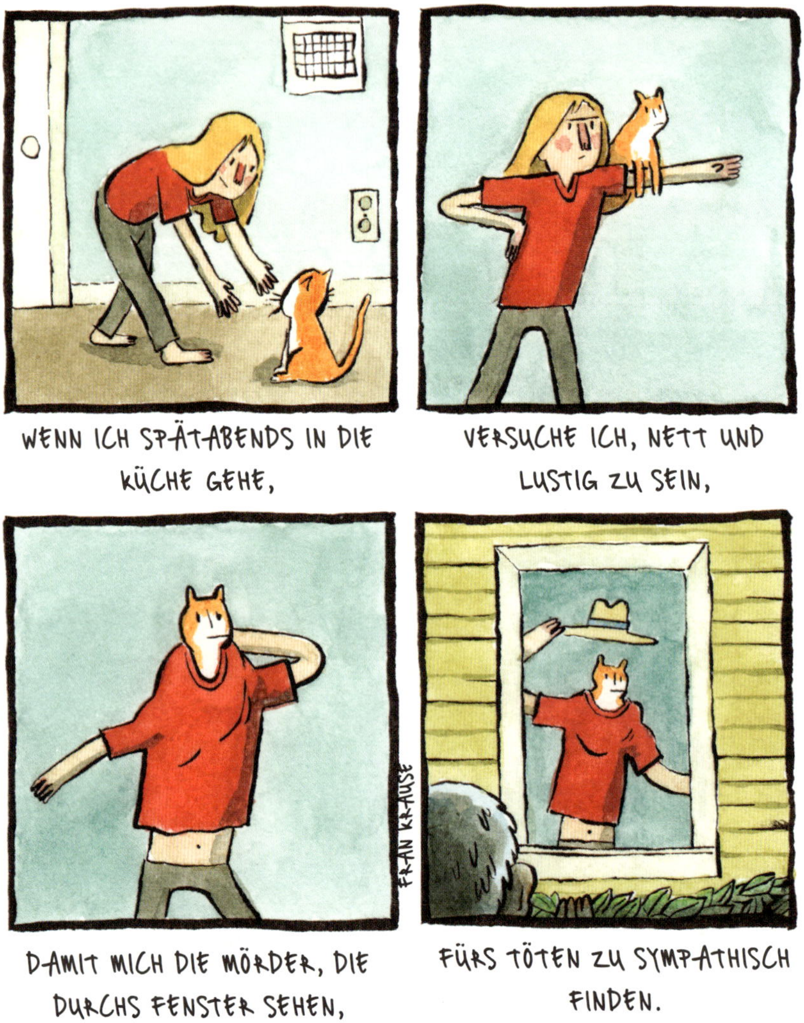
WENN ICH SPÄTABENDS IN DIE KÜCHE GEHE,
VERSUCHE ICH, NETT UND LUSTIG ZU SEIN,
DAMIT MICH DIE MÖRDER, DIE DURCHS FENSTER SEHEN,
FÜRS TÖTEN ZU SYMPATHISCH FINDEN.
FRAN KRAUSE

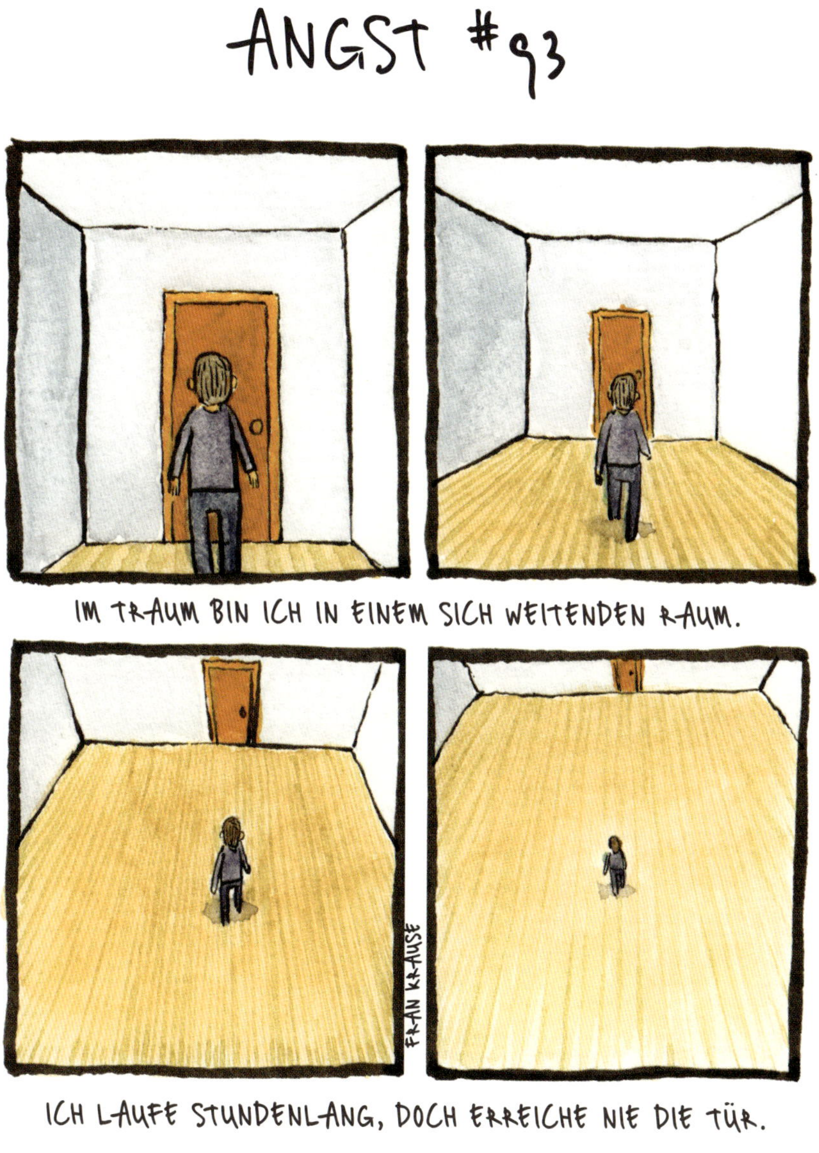
ANGST #93
IM TRAUM BIN ICH IN EINEM SICH WEITENDEN RAUM.
FRAN KRAUSE
ICH LAUFE STUNDENLANG, DOCH ERREICHE NIE DIE TÜR.

ANGST #94

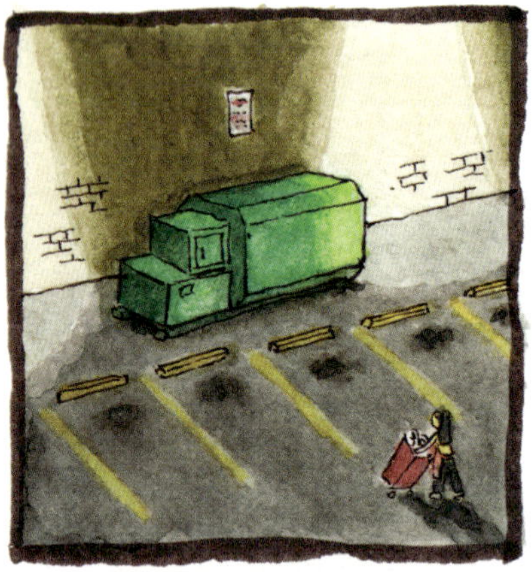

ICH BRINGE WIE IMMER DEN MÜLL ZUR ABFALLPRESSE.

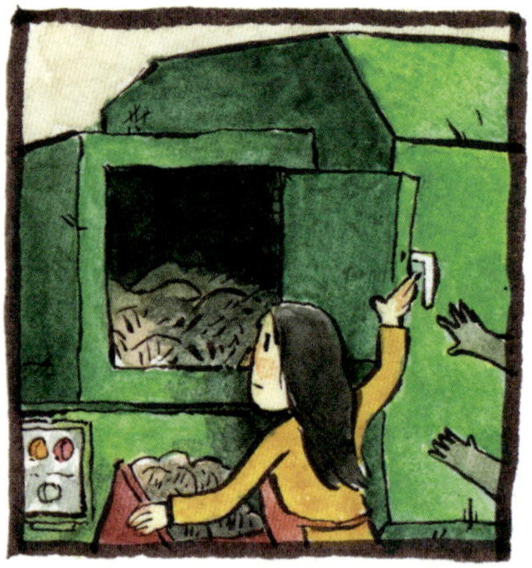

JEMAND SCHLEICHT SICH AN UND STÖSST MICH HINEIN.

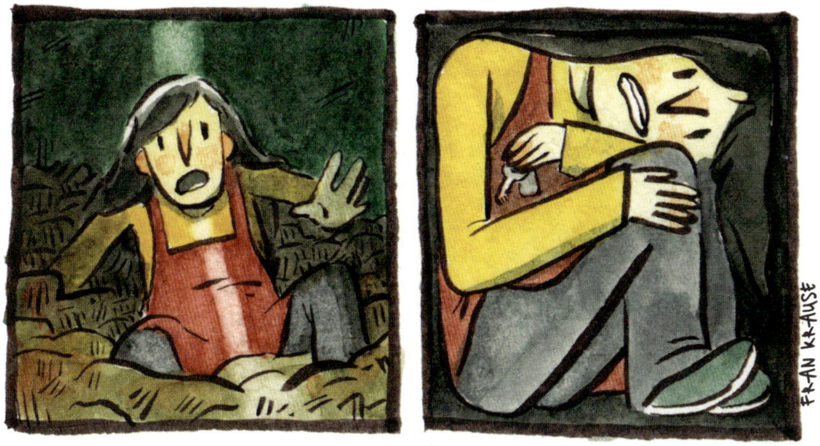

DIE TÜR SCHLIESST AUTOMATISCH UND DER KOMPRESSIONSVORGANG BEGINNT.

DER EINZIGE SCHLÜSSEL ZUM ABSCHALTEN IST IN MEINER HOSENTASCHE.

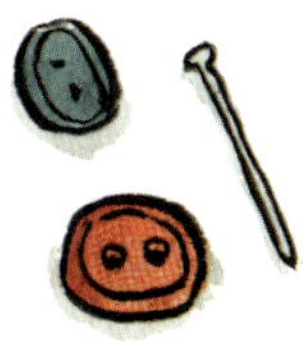

ANGST #95

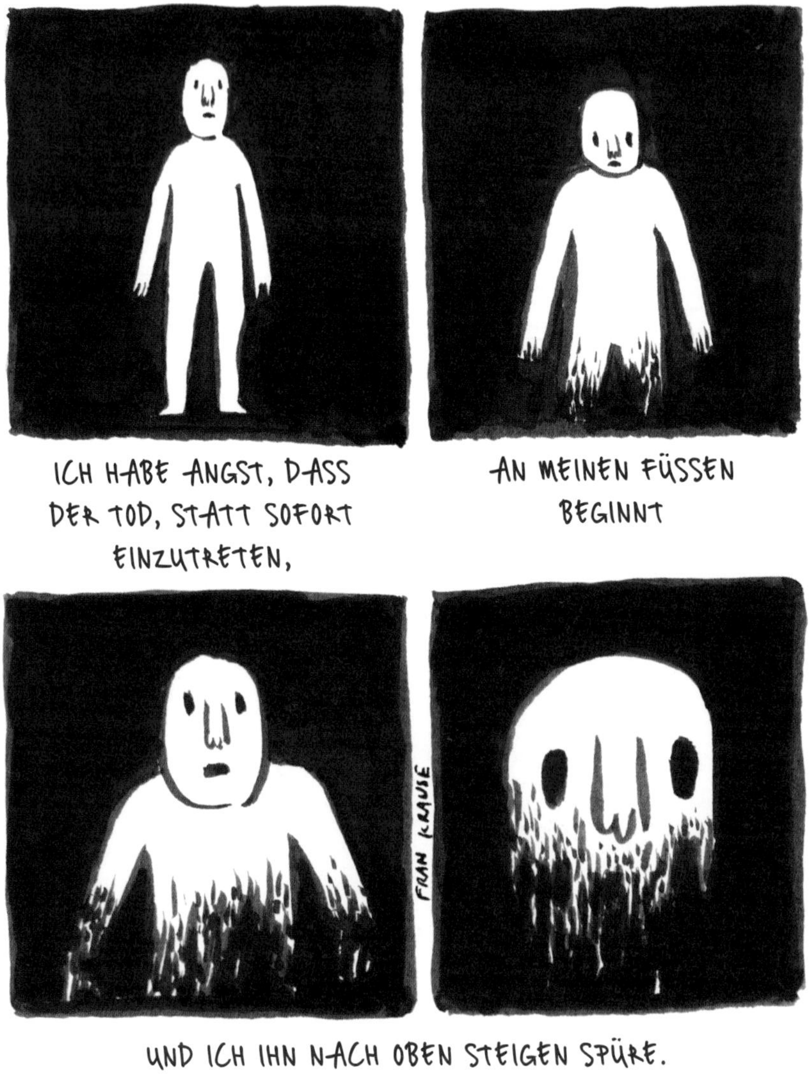
ICH HABE ANGST, DASS DER TOD, STATT SOFORT EINZUTRETEN,
AN MEINEN FÜSSEN BEGINNT
FRAN KRAUSE
UND ICH IHN NACH OBEN STEIGEN SPÜRE.

ANGST #96

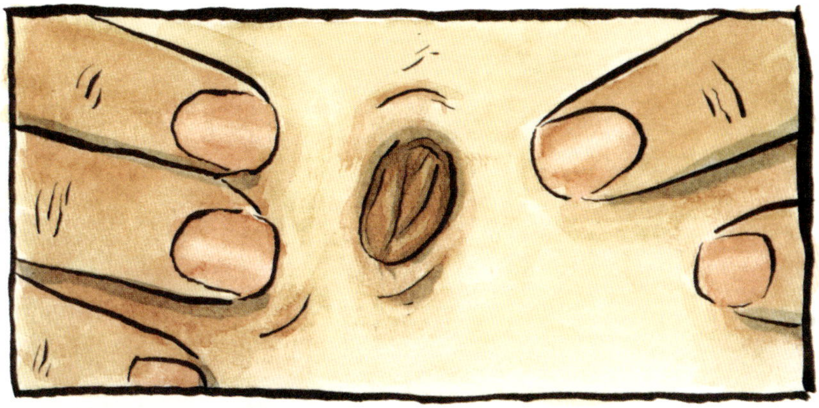

MEINE GROSSMUTTER WARNTE MICH DAVOR, MIT MEINEM BAUCHNABEL ZU SPIELEN:

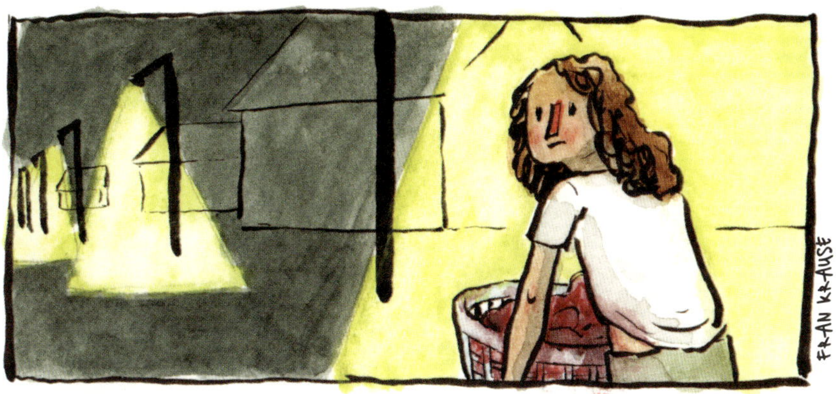

DANN WÜRDEN MEINE GEDÄRME HERAUSFALLEN UND ICH MÜSSTE SIE IN EINEM WÄSCHEKORB VOR MIR HER TRAGEN.

ANGST #97

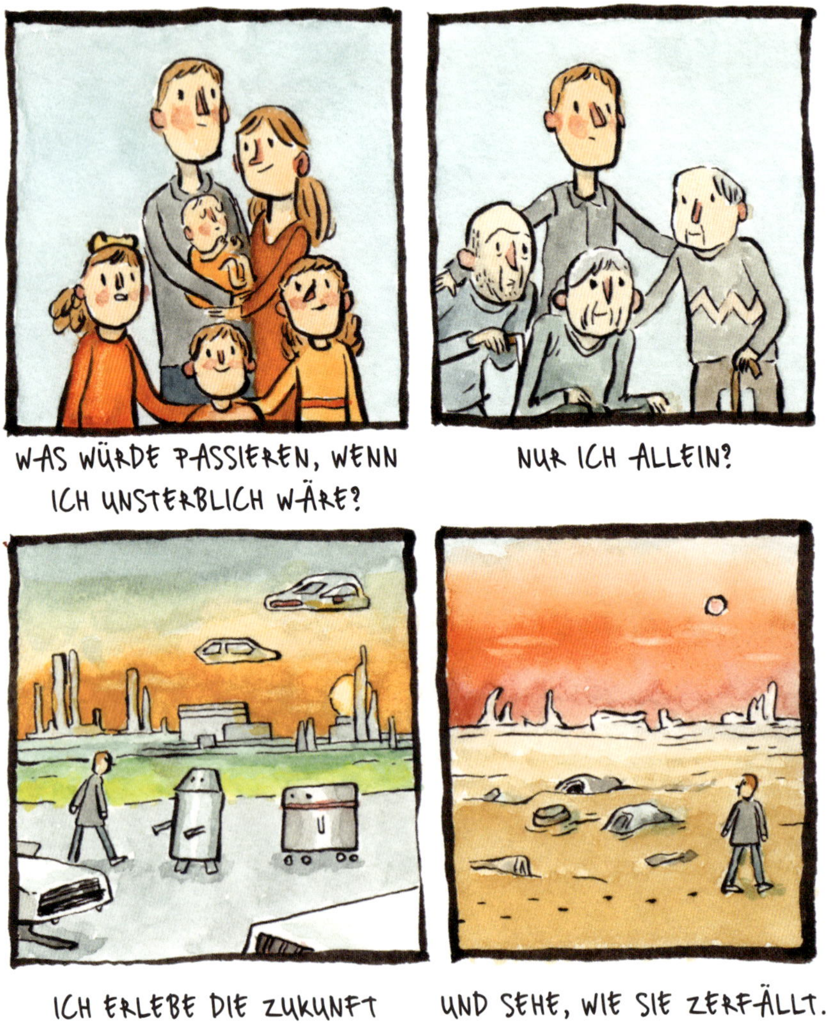
WAS WÜRDE PASSIEREN, WENN ICH UNSTERBLICH WÄRE?
NUR ICH ALLEIN?
ICH ERLEBE DIE ZUKUNFT
UND SEHE, WIE SIE ZERFÄLLT.

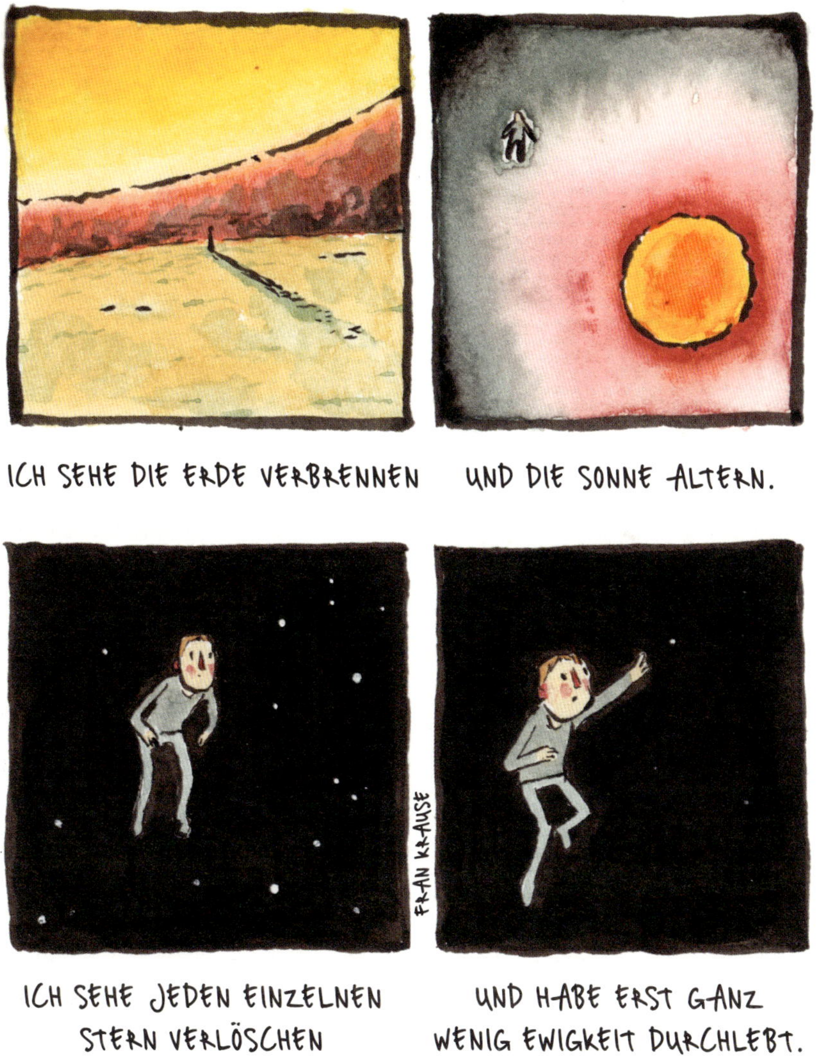
ICH SEHE DIE ERDE VERBRENNEN
UND DIE SONNE ALTERN.
ICH SEHE JEDEN EINZELNEN STERN VERLÖSCHEN
UND HABE ERST GANZ WENIG EWIGKEIT DURCHLEBT.
FRAN KRAUSE

ANGST #98

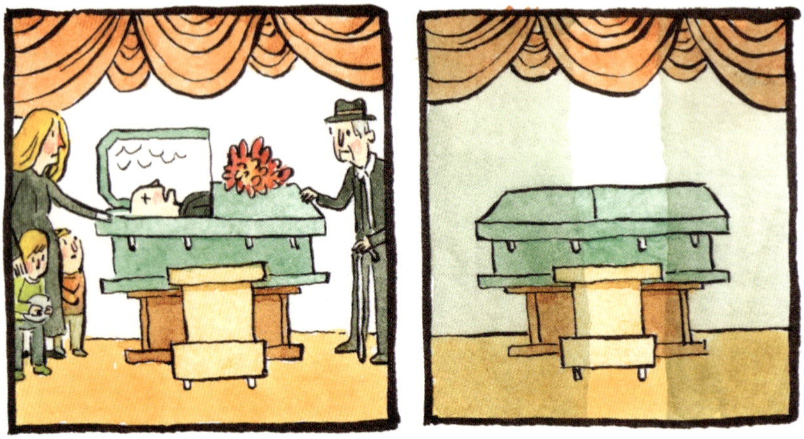

NACH DER BEERDIGUNG

DENKE ICH AN BETRUG.

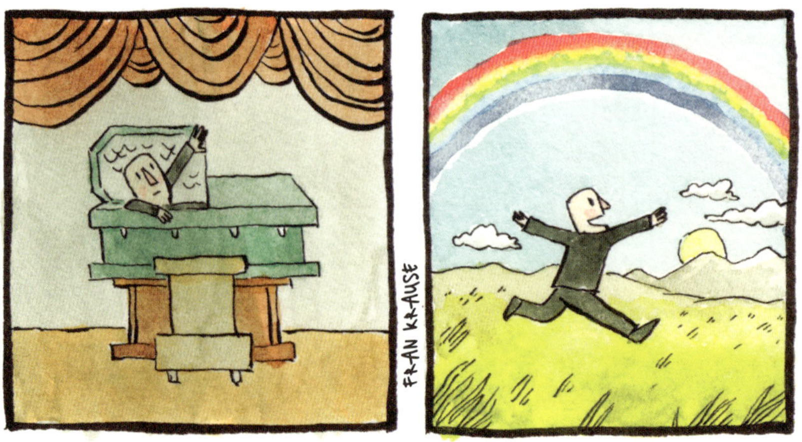

MEIN LIEBSTER IST GAR NICHT TOT.

ER WOLLTE NUR WOANDERS VON VORN ANFANGEN.

ANGST #99

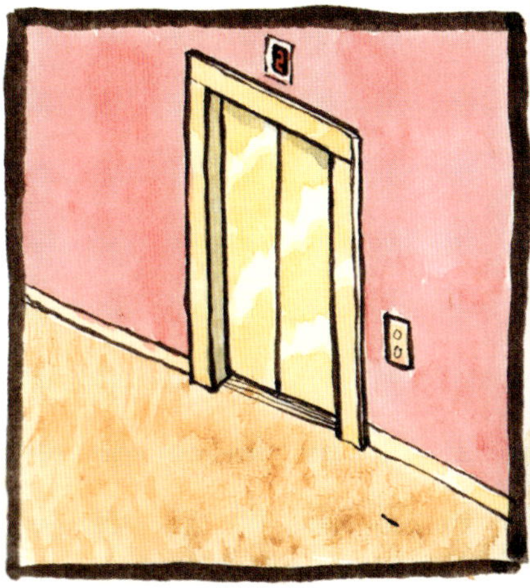

BEIM AUFZUGFAHREN HABE ICH ANGST,

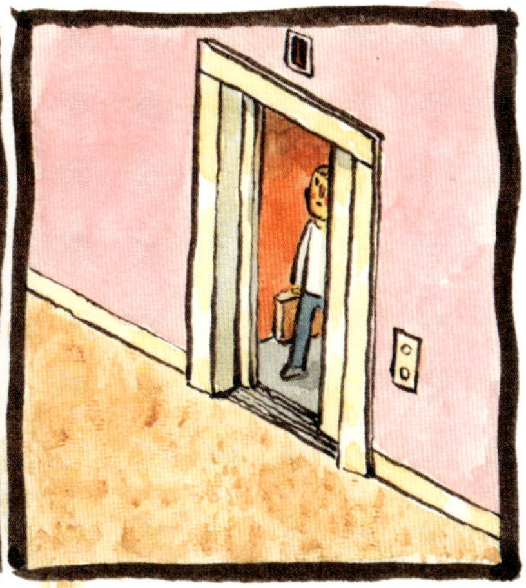

DASS BEIM AUSSTEIGEN

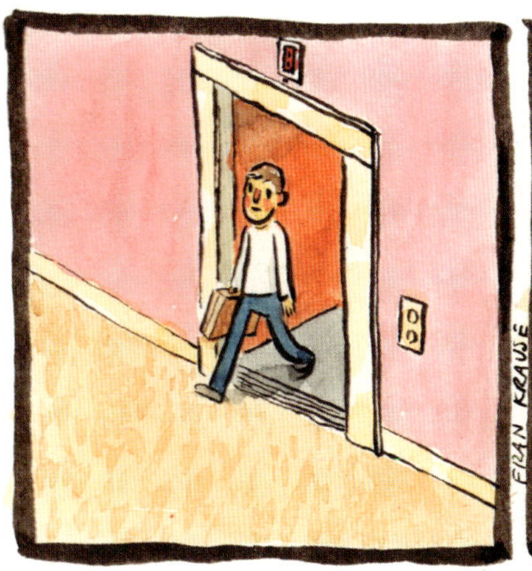

DER AUFZUG HERABSTÜRZT

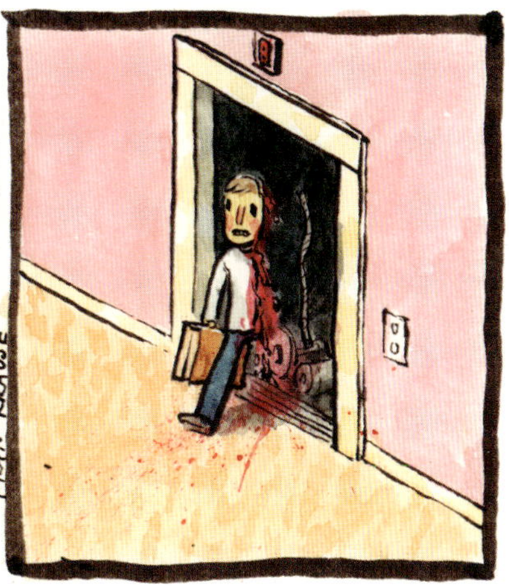

UND MICH ZERSCHNEIDET.

ANGST #100

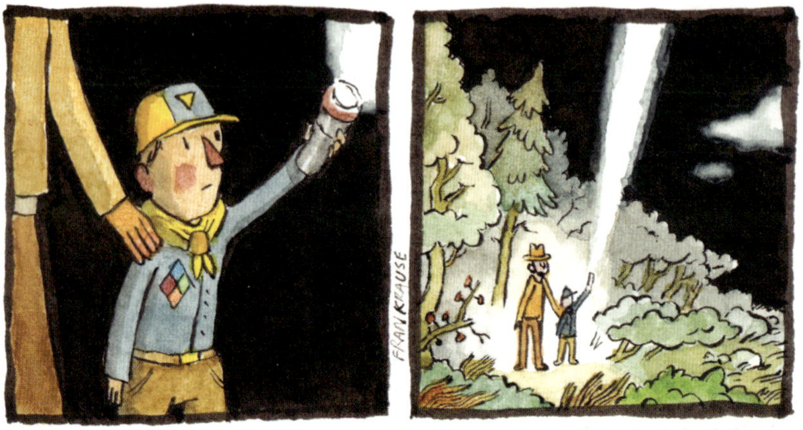

MEIN DAD SAGTE: >>TASCHENLAMPENLICHT IST UNENDLICH. DEINES WERDEN IRGENDWANN ALIENS SEHEN.<<

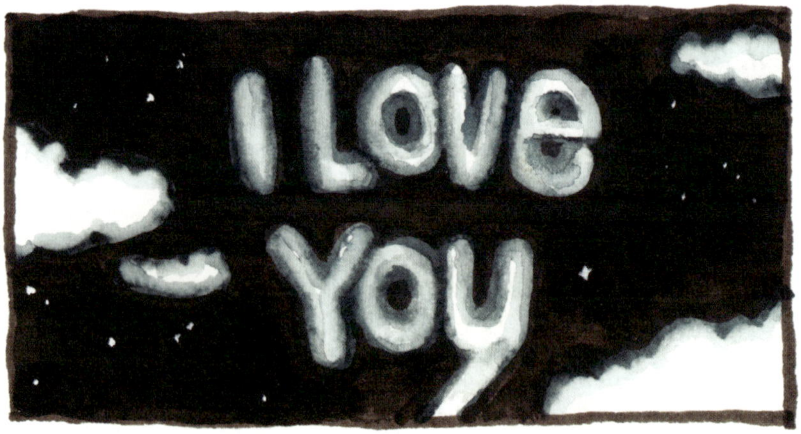

ICH SANDTE IHNEN EINEN GRUSS.

ANGST #101

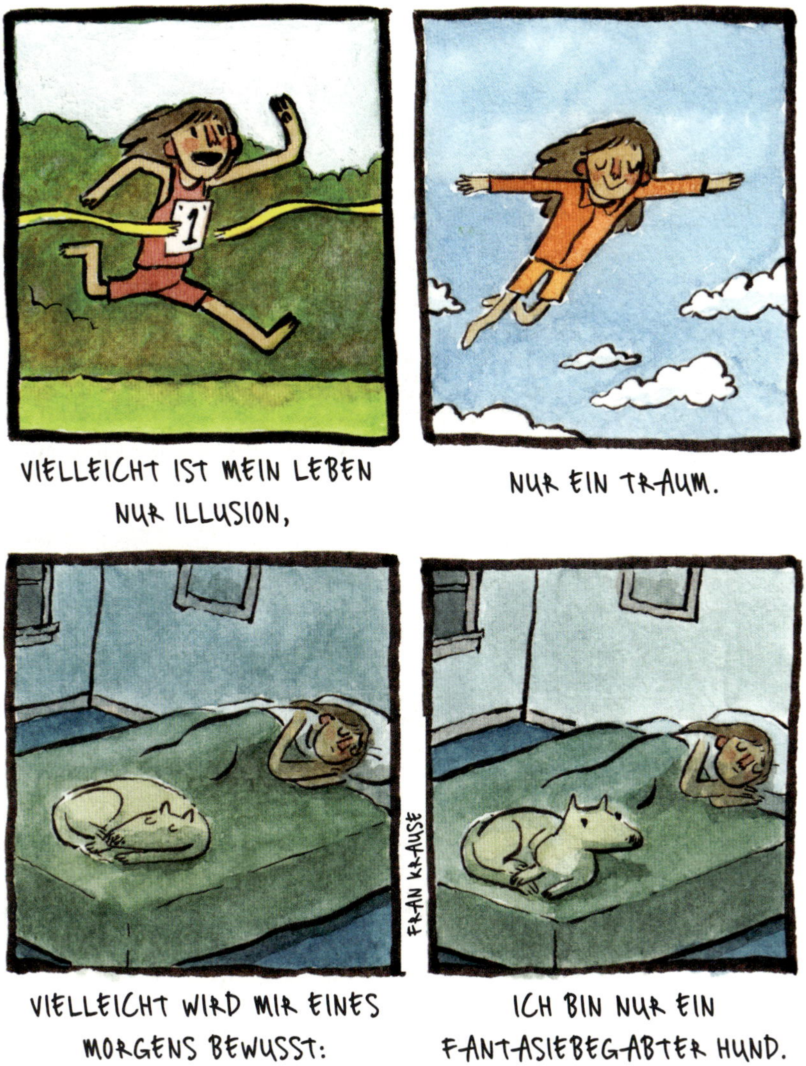
VIELLEICHT IST MEIN LEBEN NUR ILLUSION,
NUR EIN TRAUM.
VIELLEICHT WIRD MIR EINES MORGENS BEWUSST:
ICH BIN NUR EIN FANTASIEBEGABTER HUND.
FRAN KRAUSE

ÜBER DEN AUTOR

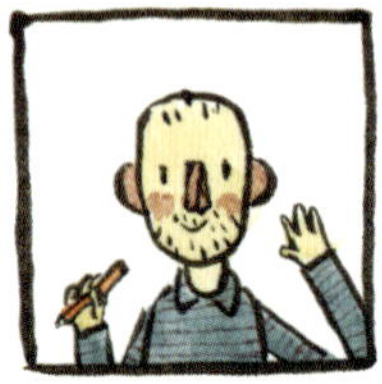

FRAN KRAUSE WURDE IN UPSTATE NEW YORK GEBOREN. ER LEBT HEUTE MIT SEINER FRAU JOANNA UND EINER KATZE NAMENS CAT CAT IN LOS ANGELES. ER UNTERRICHTET CHARACTER ANIMATION AM CALIFORNIA INSTITUTE OF THE ARTS, ZEICHNET GERNE COMICS UND FÄHRT GERNE RAD.

DANK

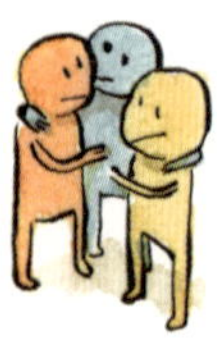

FÜR JOANNA, MEINEN GRÖSSTEN FAN.

ICH DANKE KAITLIN KETCHUM UND BETSY STROMBERG VON TEN SPEED PRESS.

MEIN DANK GEHT AUCH AN ALLE, DIE MIR IHRE ÄNGSTE ERZÄHLT HABEN.

ANGST #1 - JOANNA, #2 - ANONYM, #3 - AUDREY, #5 - NAOMI, #6 - ANONYM, #7 - ANONYM, #8 - ANONYM, #9 - ANONYM, #10 - ANONYM, #11 - 8BITUNICON, #12 - KATE, #13 - VEGANNERVEPINCH, #14 - THE FLO FLIC, #15 - BLANE2256, #16 - ANONYM, #17 - LIAMKRUGER, #18 - MICHEAL, #19 - G3NIES, #20 - CRAZYCOSTUMEDKITTY, #21 - ELEANORNOTRIGBY, #22 - ANONYM, #23 - YEJILEE, #24 - ATAMAJAKKI, #25 - ANONYM, #26 - HOLLY, #27 - CYRANOTORUS, #28 - RILEY, #29 - DONOVIC AND JUMBLE-IT-UP, #30 - PES, #31 - ANONYM, #32 - MARCUS, #33 - BLUE-SKYFIRE, #34 - HEIDI, #35 - DAREANDWRITEITDOWN, #36 - ANONYM, #37 - THE-ADVENTUROUS-GOUL, #38 - MIAUMIOU, #39 - SCHOLARLYPHASES, #40 - EZEQUIEL, #41 - EVELYN-ISNOTREAL, #42, MELANIE, #43 - COZIESTBEAN, #44 - LIZZI, #45 - ANONYM, #46 - CITIZENPIONEER, #47 - LIZ PRINCE, #48 - ANONYM, #49 - PLATSYPOOSE, #50 - APRIL, #51 - MAKISHIMAA, #52 - ACHROMUS, # 53 - MOUNT, #54 - ANONYM, #55 - BIGFACEALLOVERTHEPLACE, #56 - ANONYM, #57 - RAFE-ALECARDI, #58 - ANONYM, #59 - ANONYM, #60 - SIDNEY, #61 - TOODLELIU, #62 - ANONYM, #63 - BLITZCAT, #64 - ANONYM, #65 - THEYSABET, #66 - QUIQUE LEE, #68 - KATE, #69 - ANONYM, #70 - CRYOKINETICWOLFIES, #71 - LISA LEMONSHOOS, #72 - ANONYM, #73 - ANDREA, #74 - ANDTHENWEMETTHELOCALS, #76 - MIMIAHIME, #78 - ANONYM, #79 - WHALEGOD, #80 - ANYNOYM, #81 - THE TAO OF DAVIS, #82 - ANONYM, #83 - ANONYM, #84 NEVERFIGUREDITOUT, #85 - ARCHEMETIS, #86 - SLIGHTLYHAZARDOUS, #87 - THE-MOOGLE-OF-YOUR-NIGHTMARES, #88 - NICOLASANDTHEDIAMONDS, #89 - ANONYM, #90 - GORUNNUNGWITHSCISSORS, #91 - MARK, #92 - SHAKESPEAREPLAYSANDAUTUMNDAYS, #93 - SUPERDUDE100000, #94 - MELISSA, #95 - ANONYM, #96 - SAM, #97 - SUNHASRISEN, #98 - CYDNEY, #99 - BABY-DEKU, #100 - CHESTER, #101 - LU

DANKE EUCH ALLEN!

Bibliografische Information der Deutschen Nationalbibliothek

Die Deutsche Nationalbibliothek verzeichnet diese Publikation in der Deutschen Nationalbibliografie.

Detaillierte bibliografische Daten sind im Internet über http://dnb.d-nb.de abrufbar.

Für Fragen und Anregungen:

info@rivaverlag.de

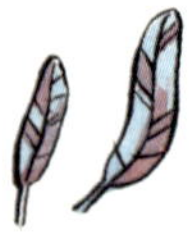

1. Auflage 2016

Nymphenburger Straße 86

D-80636 München

Tel.: 089 651285-0

Fax: 089 652096

Umschlaggestaltung: Laura Osswald, dem Original nachempfunden

Satz: Natalie Borrmann

Druck: Florjancic Tisk d.o.o., Slowenien

Printed in the EU

ISBN Print: 978-3-7423-0034-8

ISBN E-Book (PDF) 978-3-95971-406-8

ISBN E-Book (EPUB, Mobi) 978-3-95971-407-5

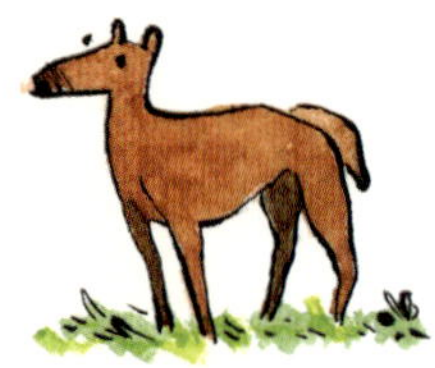

Weitere Informationen zum Verlag finden Sie unter

www.rivaverlag.de

Beachten Sie auch unsere weiteren Verlage unter
www.muenchner-verlagsgruppe.de